Sitzungsberichte der Heidelberger Akademie der Wissenschaften
Mathematisch-naturwissenschaftliche Klasse

Die Jahrgänge bis 1921 einschließlich erschienen im Verlag von Carl Winter, Universitätsbuchhandlung in Heidelberg, die Jahrgänge 1922—1933 im Verlag Walter de Gruyter & Co. in Berlin die Jahrgänge 1934—1944 bei der Weißschen Universitätsbuchhandlung in Heidelberg. 1945, 1946 und 1947 sind keine Sitzungsberichte erschienen.

Ab Jahrgang 1948 erscheinen die „Sitzungsberichte" im Springer-Verlag.

Inhalt des Jahrgangs 1958:
1. W. Rauh. Beitrag zur Kenntnis der peruanischen Kakteenvegetation. (vergriffen).
2. W. Kuhn. Erzeugung mechanischer aus chemischer Energie durch homogene sowie durch quergestreifte synthetische Fäden. (vergriffen).

Inhalt des Jahrgangs 1959:
1. W. Rauh und H. Falk. Stylites E. Amstutz, eine neue Isoëtacee aus den Hochanden Perus 1. Teil. DM 30.40.
2. W. Rauh und H. Falk. Stylites E. Amstutz, eine neue Isoëtacee aus den Hochanden Perus. 2. Teil. DM 42.90.
3. H. A. Weidenmüller. Eine allgemeine Formulierung der Theorie der Oberflächenreaktionen mit Anwendung auf die Winkelverteilung bei Strippingreaktionen. DM 12.00.
4. M. Ehlich und M. Müller. Über die Differentialgleichungen der bimolekularen Reaktion 2. Ordnung. (vergriffen).
5. Vorträge und Diskussionen beim Kolloquium über Bildwandler und Bildspeicherröhren. Herausgegeben von H. Siedentopf. DM 21.00.
6. H. J. Mang. Zur Theorie des α-Zerfalls. DM 12.00.

Inhalt des Jahrgangs 1960/61:
1. R. Berger. Über verschiedene Differentenbegriffe. (vergriffen).
2. P. Swings. Problems of Astronomical Spectroscopy. (vergriffen).
3. H. Kopfermann. Über optisches Pumpen an Gasen. (vergriffen).
4. F. Kasch. Projektive Frobenius-Erweiterungen. DM (vergriffen).
5. J. Petzold. Theorie des Mößbauer-Effektes. DM 17.90.
6. O. Renner. William Bateson und Carl Correns. DM 12.00.
7. W. Rauh. Weitere Untersuchungen an Didiereaceen. 1. Teil. DM 56.90.

Inhalt des Jahrgangs 1962/64:
1. E. Rodenwaldt und H. Lehmann. Die antiken Emissare von Cosa-Ansedonia, ein Beitrag zur Frage der Entwässerung der Maremmen in etruskischer Zeit. DM 12.00.
2. Symposium über Automation und Digitalisierung in der Astronomischen Meßtechnik. Herausgegeben von H. Siedentopf. (vergriffen).
3. W. Jehne. Die Struktur der symplektischen Gruppe über lokalen und dedekindschen Ringen. (vergriffen).
4. W. Doerr. Gangarten der Arteriosklerose. (vergriffen).
5. J. Kuprianoff. Probleme der Strahlenkonservierung von Lebensmitteln. (vergriffen).
6. P. Čolak-Antić. Dreidimensionale Instabilitätserscheinungen des laminarturbulenten Umschlages bei freier Konvektion längs einer vertikalen geheizten Platte. DM 18.70.

Inhalt des Jahrgangs 1965:
1. S. E. Kuss. Revision der europäischen Amphicyoninae (Canidae, Carnivora, Mam.) ausschließlich der voroberstampischen Formen. DM 50.40.
2. E. Kauker. Globale Verbreitung des Milzbrandes um 1960. DM 12.00.
3. W. Rauh und H. F. Schölch. Weitere Untersuchungen an Didieraceen. 2. Teil. DM 91.00.
4. W. Felscher. Adjungierte Funktoren und primitive Klassen. (vergriffen).

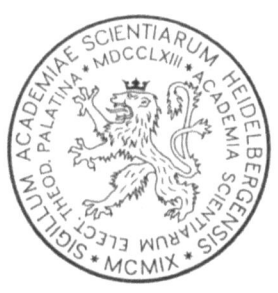

Sitzungsberichte der Heidelberger Akademie der Wissenschaften
Mathematisch-naturwissenschaftliche Klasse
Jahrgang 1976, 5. Abhandlung

W. Doerr   J. A. Roßner   R. Dittgen
P. Rieger   H. Derks   G. Berg

Cardiomyopathie
idiopathische und erworbene
Formen und Ursachen

Mit 36 Abbildungen

(Vorgelegt in der Sitzung vom 30. August 1976)

Springer-Verlag Berlin Heidelberg GmbH 1976

Professor Dr. Wilhelm Doerr
Priv.-Doz. Dr. Johannes Albrecht Roßner
Dr. Rodger Dittgen
Peter Rieger
Harald Derks
Georg Berg

Pathologisches Institut der Universität Heidelberg,
Im Neuenheimer Feld 220-221, 6900 Heidelberg

ISBN 978-3-540-08033-6   ISBN 978-3-662-06213-5 (eBook)
DOI: 10.1007/978-3-662-06213-5

Das Werk ist urheberrechtlich geschützt. Die dadurch begründeten Rechte, insbesondere die der Übersetzung, des Nachdruckes, der Entnahme der Abbildungen, der Funksendung, der Wiedergabe auf photomechanischem oder ähnlichem Wege und der Speicherung in Datenverarbeitungsanlagen bleiben, auch bei nur auszugsweiser Verwertung, vorbehalten.

Bei Vervielfältigung für gewerbliche Zwecke ist gemäß § 54 UrhG eine Vergütung an den Verlag zu zahlen, deren Höhe mit dem Verlag zu vereinbaren ist.

© Springer-Verlag Berlin Heidelberg, 1976
Ursprünglich erschienen bei Springer-Verlag Berlin · Heidelberg 1976

Die Wiedergabe von Gebrauchsnamen, Warenbezeichnungen usw. in diesem Werk berechtigt auch ohne besondere Kennzeichnung nicht zu der Annahme, daß solche Namen im Sinne der Warenzeichen- und Markenschutz-Gesetzgebung als frei zu betrachten wären und daher von jedermann benutzt werden dürften.

Universitätsdruckerei H. Stürtz AG, Würzburg

MAX RATZENHOFER
Dr. med.

o. ö. Professor der pathologischen Anatomie
Vorstand des Pathologischen Institutes der Universität Graz

Korrespondierendem Mitglied der mathemat.-naturw. Klasse
der Heidelberger Akademie der Wissenschaften

Zur Vollendung des 65. Lebensjahres
4. Dezember 1976

mit Dank und Grüßen und allen guten Wünschen

von den Verfassern

Cardiomyopathie

idiopathische und erworbene

Formen und Ursachen

W. Doerr, J.A. Roßner, R. Dittgen, P. Rieger, H. Derks und G. Berg

Pathologisches Institut der Universität Heidelberg

Das Problem der Kardiomegalie aus unbekannter Ursache ist alt. Der berühmte Jean Cruveilhier (1791–1874) bringt in seinem epochemachenden Atlas nur *einen* Hinweis (1837), obwohl er zweifellos Fälle des Herzversagens *ohne* plausible Ursache kannte. Münzinger (1877), der Vater des Cor tubingianum, sieht das „Tübinger Weinbauernherz" als Folge der „Erschöpfung" durch Überanstrengung seiner Träger (Mönckeberg, 1920), Otto v. Bollinger (1884) in München als Folge des habituellen Bierkonsums (432 Liter Bier pro Kopf und Jahr der damaligen Münchner Bevölkerung!), d.h. vorwiegend als Herzhypertrophie bei Verdauungsplethora an. In den letzten Jahren ist eine eigenartige Aktualisierung des Gesamtthemas entstanden. Dabei wird — bewußt oder unbewußt — „idiopathische Herzhypertrophie" mit „familiärer Kardiomegalie" und „primärer Cardiomyopathie" *promiscue* gebraucht. Der eine von uns (W.D.) hat über den Komplex dieser Fragen in den Medizinischen Gesellschaften Kiel (5. Februar 1976), Erlangen (18. Februar 1976), vor der Wissenschaftlichen Gesellschaft der Ärzte in der Steiermark in Graz (21. Mai 1976) und im Naturhistorisch-medizinischen Verein zu Heidelberg (26. Mai 1976), von Mal zu Mal ein wenig erweitert, jeweils also mit einem anderen Akzent, vorgetragen. Der zweite von uns (J.A.R.) hat seine akademische Antrittsvorlesung zur Erlangung der Venia legendi (für elektronenmikroskopische Pathologie) vor der Medizinischen Fakultät Heidelberg am 23. April 1976 über den gleichen Gegenstand gehalten. Der dritte (R.D.) war als Naturwissenschaftler (Dr. rer. nat.) bestrebt, die tierexperimentellen Kontrollen des Cardiomyopathieproblems (Goldhamster, Pathochemie des Myocard) in Ordnung zu halten. Vorliegende Studie möge als *Erfahrungsbericht* gelten. Ihre Ergebnisse können keine endgültigen sein. Die Problemlage ist zu kompliziert. Aber sie ist außerordentlich stimulierend und gibt die verschiedenartigsten Aspekte frei („Sekundenherztod" H.E. Hering, 1917; Rhythmusstörungen Doerr, 1975). Die Literatur ist nur insoweit berücksichtigt, als sie unmittelbaren

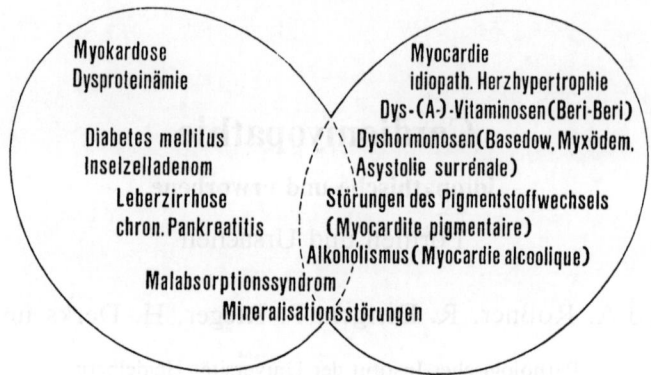

Manifestationskreise „Myokardose" und „Myocardie," wechselseitige Durchdringung.
Sogen. metabolischer Myokardschaden im weiteren Sinne.

Abb. 1

Bezug zu unseren Beobachtungen hat. Eine Erörterung der Dignität der Untersuchungen etwa sogenannter Katheterbiopsate lag nicht in unserer Absicht. Deshalb haben wir auch die Arbeiten des Düsseldorfer Kreises jetzt nicht angesprochen. Möge sich bitte keiner der Collegen übergangen fühlen.

Alexander Schmincke hatte im Jahre 1907 zwei Fälle von muskulöser Conusstenose der Aorta bei einer 50 und einer 56 Jahre alt gewordenen Frau untersucht. Dabei fand sich eine eigenartige, links-konvexe Wulstung der Kammerscheidewand. Er sprach von „primärer Asymmetrie" der Anlage. Man würde heute sprechen von „*i*diopathischer *h*ypertrophischer *S*ubaorten*s*tenose" (IHSS).

Die „Deutsche Gesellschaft für innere Medizin" hat sich zweimal grundsätzlich mit der Cardiomyopathie beschäftigt (1971; 1972). Die Cardiomyopathie ist so häufig, wie man nach ihr sucht. Sie begegnet dem Pathologen unter dem Bilde der familiären Kardiomegalie (Gloor, 1961) oder als Hauptbefund bei plötzlichem Herztod (Doerr, 1972).

Bei der Durcharbeitung einer „Schlüsselbeobachtung", eine etwa 44 Jahre alt gewordene Frau betreffend, imponierte eine myocardiale „Mitochondriose". Der Gedanke ist naheliegend, diese als den „Versuch der Natur" aufzufassen, fehlende Qualität der Ausstattung der Herzmuskelfasern durch Organellen, durch überschießende Quantität zu kompensieren. Was an Qualität fehlt, wird durch Quantität ausgeglichen, — ein offenbar allgemeineres Prinzip, das man auch sonst in der Allgemeinen Pathologie bestätigt finden kann.

Wie soll man das Erscheinungsbild der Cardiomyopathie-Formen einteilen? Handelt es sich um *Myocardie* und *Myokardose* (Abb. 1)? Wenn

Kardiomyopathie

Hm Degen.- ohne Zusammenhang mit

Coronarsystem

Bluthochdruck

Cor pulmonale

Rheumatismus

Herzfehlern

(Konventionelle Definition)

Abb. 2

Kardiomyopathien

Primäre

ohne oder mit Obstruktion

Sekundäre

Neuromuskuläre Erkrankungen
Kollagenosen
Stoffw. störungen
entzündliche
iatrogen: Strahleninduziert, medikamentös
posttraumatisch
blastomatös

Abb. 3

Einteilung sog. Cardiomyopathieformen
[nach W.C. Roberts u. V.J. Ferrans, 1974]
verändert

Idiopathische Cardiomyopathie
    dilatative Form [mit u. ohne Äthylismus]
    nicht-dilatative Form [symmetrische u. nicht symmetrische]
        hierher auch „idiopathic hypertrophic subaortic stenosis" [IHSS]

Infiltrative Cardiomyopathie
    Amyloidose, Lipoidose, Mukopolysaccharidose, Glykogenspeicherung,
    Fe^{++}, Ca^{++}, Lipofuszinose
    Granulomatose: RZ Myokarditis, Morbus Besnier-Boeck-Schaumann

Endomyokardfibrosen
    mit u. ohne Eosinophilie, europäische u. afrikanische Formen

Abb. 4

man einer neueren Empfehlung von Brandt (1976) folgt, könnte man transportative und Myocardschäden durch Metabolitspeicherung auseinanderhalten. Es bleibt bei diesem Vorgehen leider ein „Rest". Vielleicht ist es besser, im Sinne der konventionellen Definition zu sagen: Die idiopathische Cardiomyopathie umfaßt alle Formen der Erkrankungen des Myocard (Abb. 2) ohne erkennbaren Zusammenhang mit Störungen am Coronarsystem, ohne Bluthochdruck, Cor pulmonale, fieberhaften Rheumatismus und ohne Herzfehler, gleich welcher Art (Kochsiek et al., 1971; Kochsiek, 1975; Olsen, 1975/76; Kochsiek, 1976).

Auf der Internistentagung (Wiesbaden 1971) war die Rede von "primären" und „sekundären" Formen (Abb. 3). Ob es freilich logisch ist,

Versuch einer funktionellen Gliederung der Cardiomyopathien

Systolische Pumpfehler, häufiger

primäre u. sekundäre Cardiomyopathie

kongestive Cardiomyopathie

Diastolische Compliancefehler, seltener

hypertrophische Cardiomyopathie

obliterative Cardiomyopathie

Abb. 5

Häufigere histopatholog. Befunde bei IHSS u. Ao Sten.
[nach C.R. Alexander u. F.L. Gobel, 1974]
verändert

Objekt	IHSS	Ao Sten.
Muskelfaser	verdickt, kurz, plump	verdickt
Myofibrillen	Verlauf unregelmäßig	normal
Zellkerne	vermehrt, hyperchromatisch	vermehrt, hyperchromatisch
Mitochondrien	stark vermehrt	vermehrt
Interstitium (Kollagen)	„Kollagenfaserwirbel"	normal
Glykogen	vermehrt	normal
Fett	normal	vermehrt
Esterasen	vermehrt	normal

Abb. 6

das Merkmal „Obstruktion" in einen Vergleich zu setzen mit einer Reihe von „Ursachen", ist eine andere Frage.

Blickt man in die englisch-sprechende Welt, ist es um die logische Gliederung kaum besser bestellt (Abb. 4; Roberts und Ferrans, 1974). Denn ob bei idiopathischer Cardiomyopathie „Äthylismus" eine Rolle spielt oder nicht, kann an dieser Stelle gar nicht diskutiert werden, einfach weil „Myocardie alcoolique" gegen „idiopathisch" spricht. Auch ist das Problem von „Symmetrie" oder „Asymmetrie" von ganz anderer nosologischer Bedeutung als die Frage, ob und welche sogenannten infiltrativen Schädigungsmuster vorliegen.

Bei dem Versuche einer *funktionellen Gliederung* geht es um *Pump-* und *Compliancefehler* (Abb. 5). Wo liegt also das Prinzip der krankhaften Störung, in einer Störung der Systole oder bei einer Erschwerung der Diastole (Lit. bei Kochsiek, 1976)?

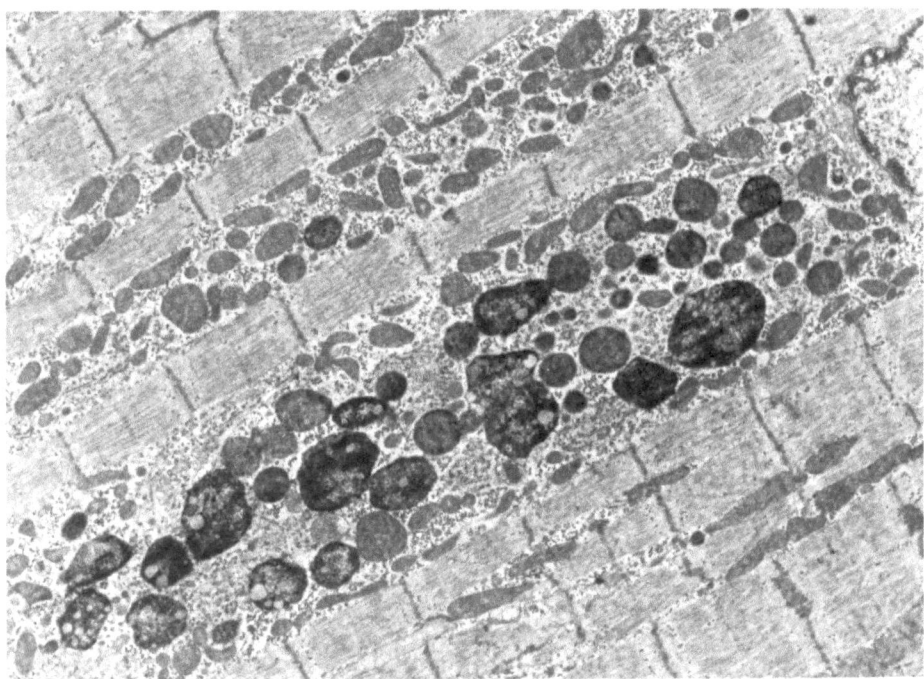

Abb. 7. Untersuchungsreihe Prof. Iwata (Fukuoka/Heidelberg); el.-mikroskop. Darstellung einer Biopsie aus dem offenen, lebenden, hypertrophischen Herzen; operativer Klappenersatz; Aortenostiumstenose; Gewebe aus der linken Herzkammerwand. Reichlich Mitochondrien; die großen dunkelfarbenen Schollen entsprechen den Lysosomen. Vergr. 1:8200

Wir möchten unser Thema folgendermaßen entwickeln:

1. Es sei zunächst über eine größere Untersuchungsreihe berichtet, die gemeinsam mit Prof. Dr. Iwata (Fukuoka/Japan) durchgeführt wurde. Dabei wurden Gewebestücke aus mehr als 70 hypertrophischen, lebenden, menschlichen Herzen untersucht. Es ging um die Frage der Darstellung der Lysosomen.

2. Es seien einige Ergebnisse aus einer Untersuchungsreihe mitgeteilt, die zum Ziele hatte, sogenannte Katheterbiopsien elektronenmikroskopisch aufzubereiten. Es handelte sich um 40 Biopsate, gewonnen von Patienten mit mutmaßlicher sogenannter idiopathischer Cardiomyopathie.

3. Wir haben uns mit den Herzen der myopathischen Syrischen Goldhamster beschäftigt, und wir haben

4. Herzmuskelveränderungen (des Menschen) nach zytostatischer Therapie bearbeitet.

Wenn man die wichtigeren mikromorphologischen Befunde bei idiopathischer hypertrophischer Subaortenstenose denen gegenüberstellt, die in Fällen mit erworbener, höhergradiger Aortenstenose gewonnen worden

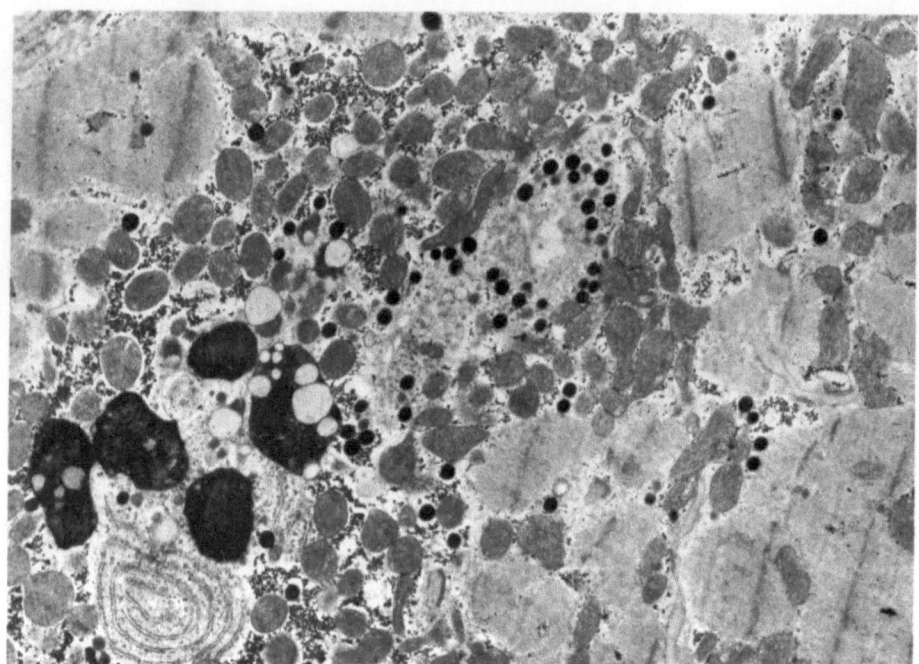

Abb. 8. Untersuchungsreihe Prof. Iwata (Fukuoka/Heidelberg); el.-mikroskop. Darstellung der Lysosomen in einem hypertrophischen Myokard, linke Kammerwand. Im linken unteren Bildrand Spiralstruktur, wahrscheinlich hervorgegangen aus entarteten Mitochondrien. Vergr. etwa 1:8500 (u. Nachvergrößerung)

waren (Abb. 6), kann man folgendes sagen: Wenn man geduldig sucht und das geeignete Gewebegut zur Verfügung hat, kann man ganz gut unterscheiden, ob es sich um eine „idiopathische" oder aber um eine „erworbene" Aortenstenose handelt.

Prof. Iwata hatte in den Jahren 1972 und 1973 bei 70 Operationen am offenen Herzen Gewebestücke entnommen. Alle Herzen waren stark hypertrophisch, alle Operationen wurden in der Chirurgischen Universitätsklinik Heidelberg durchgeführt. Die Indikationen waren verschiedene. In den hypertrophischen Herzen bei Aortenstenose fand sich unter anderem die *basophile Degeneration*. Ihre Problemgeschichte reicht weit zurück (Doerr und Holldack, 1948; Nasu, 1962; M.D. Haust et al., 1962). Immer dann, wenn die basophile Degeneration auftritt, findet man lysosomale Reaktionen (Abb. 7). Die basophile Degeneration hat mit der Cardiomyopathie als solcher nichts zu tun. Sie ist ein Symptom gestörter Selbstreinigung des Herzmuskels. Man findet sie jedoch immer in Herzen, die schwerer sind als 400 oder 500 g und bei Zuständen der Hypothyreose (Doerr, 1970). Es kommt also auf Form, Größe und Anzahl der Lysosomen an (Abb. 8). Wir benötigen die Lysosomen für das Verständnis der Vorgänge bei der Cardiomyopathie.

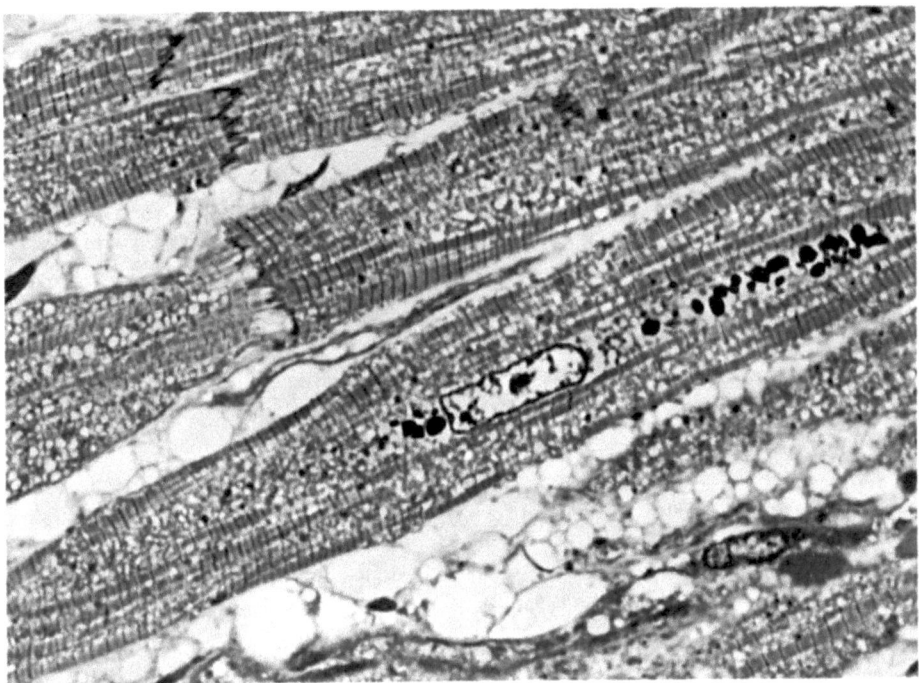

Abb. 9. Familiäre idiopathische Cardiomyopathie. Katheterbiopsat aus der linken Herzkammer einer 63jährigen Frau. Mäßig-starke, nahezu diffus ausgebreitete Bindegewebsvermehrung im Perimysium; interstitielle Lipomatose; schollige Lipofuszinose; Vermehrung der Mitochondrien. Kunststoffschnitt. Vergr. 1:1290

Die 40 Herzmuskel-Biopsate stammen von 36 Fällen. Die klinischen Untersuchungen wurden durch Herrn Prof. Kübler, Leiter der Cardiologischen Abteilung der Medizinischen Universitätsklinik Heidelberg, vorgenommen.

16 Biopsien stammten aus der rechten, 24 aus der linken Herzkammer. Wir zeigen in aller Kürze Beobachtungen aus drei Fallgruppen:

I. 63 Jahre alte Frau; seit 20 Jahren herzleidend. Die Patientin hatte 7 Kinder. Von diesen waren 5 herzkrank, 2 (von diesen 5) haben wir untersuchen können.

Zunächst ein Bildbeleg aus dem mütterlichen Herzen (Abb. 9). Entscheidend ist die Vermehrung der Mitochondrien.

Bei einem 35jährigen Sohn (Abb. 10) sind die Veränderungen des Myocard ganz ähnlich; die Fibrosierung ist stärker.

Bei einer 32 Jahre alten Tochter (Abb. 11) findet sich nicht nur eine Vermehrung der Mitochondrien, sondern eine Fibrillendesorientierung und eine Vakuolisation der Muskelfasern.

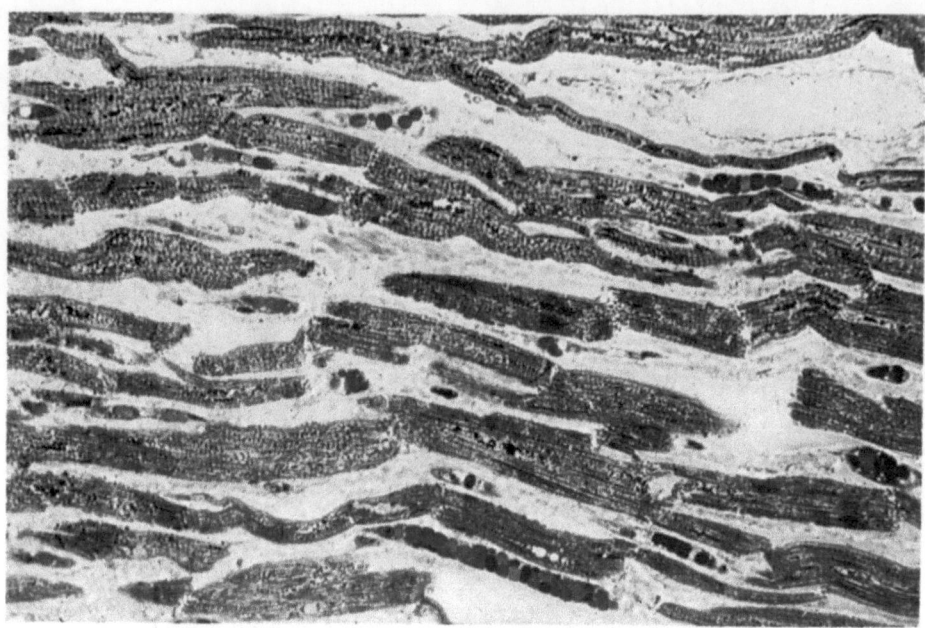

Abb. 10. Familiäre idiopathische Cardiomyopathie. Katheterbiopsat aus der linken Herzkammer des Sohnes der in der Legende zu Abb. 9 genannten Patientin. Kunststoffschnittpräparat. Starke, diffus ausgebreitete interstitielle Fibrosierung. Die goldgelben Farbkörnchen entsprechen großen Lipofuszinschollen. Kunststoffschnitt. Vergr. 1:350

II. Ein 34jähriger Diabetiker litt an stenokardischen Beschwerden. Die Coronarangiographie brachte keine Veränderungen an den großen Stämmen. Im Biopsat (Abb. 12) fand sich eine lipoproteidige Imprägnation der Basalmembranen der kleineren coronariellen Gefäße. Daneben (Abb. 13) war eine starke Fibrosierung des Perimysium internum angegangen.

III. Auch bei einem 45 Jahre alten Arzte fand sich ein negatives Coronarangiogramm. Im Biopsat konnte eine Fülle von Veränderungen nachgewiesen werden. Dabei handelte es sich um eine starke Fibrillendesorientierung (Abb. 14). Bei stärkerer Vergrößerung wird eine reiserbesenförmige Anordnung der Fibrillen erkennbar (Abb. 15). Diese eindrucksvollen Befunde werden ergänzt durch eine Fülle bemerkenswerter Besonderheiten, deren Gesamtheit die Diagnose „idiopathische Cardiomyopathie" befestigt (Abb. 16, 17, 18).

Was haben wir gesehen?

Zwei Befundgruppen mit idiopathischer nicht-obstruktiver Cardiomyopathie:

Cardiomyopathie

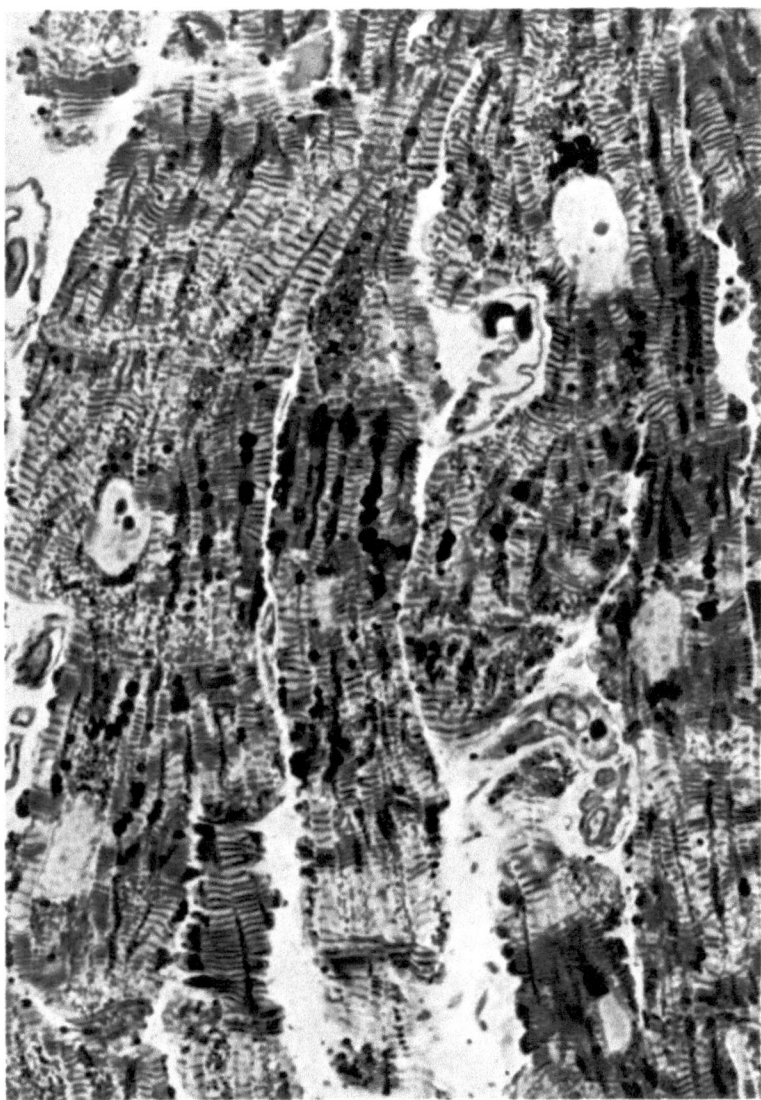

Abb. 11. Familiäre idiopathische Cardiomyopathie. Katheterbiopsat aus der linken Herzkammer der Tochter der in der Legende zu Abbildung 9 genannten Patientin, der Schwester des in der Legende zu Abbildung 10 genannten Mannes. Desorientierung sowohl der Muskelfasern, als der Fibrillen. Sehr betonte Kontraktionsbänder; Unregelmäßigkeiten der Zellkerne; plumpe Pigmentschollen. Mäßige Vermehrung des interstitiellen Bindegewebes. Kunststoffschnittpräparat. Vergr. 1:1110 u. Nachvergrößerung

das Herz der Mutter mit Sohn und Tochter
sowie den Herzmuskel des Arztes.
Sodann hatten wir eine diabetische peripherische Coronarsklerose beobachtet, die man in vivo nur durch Katheterbiopsie sichern kann.

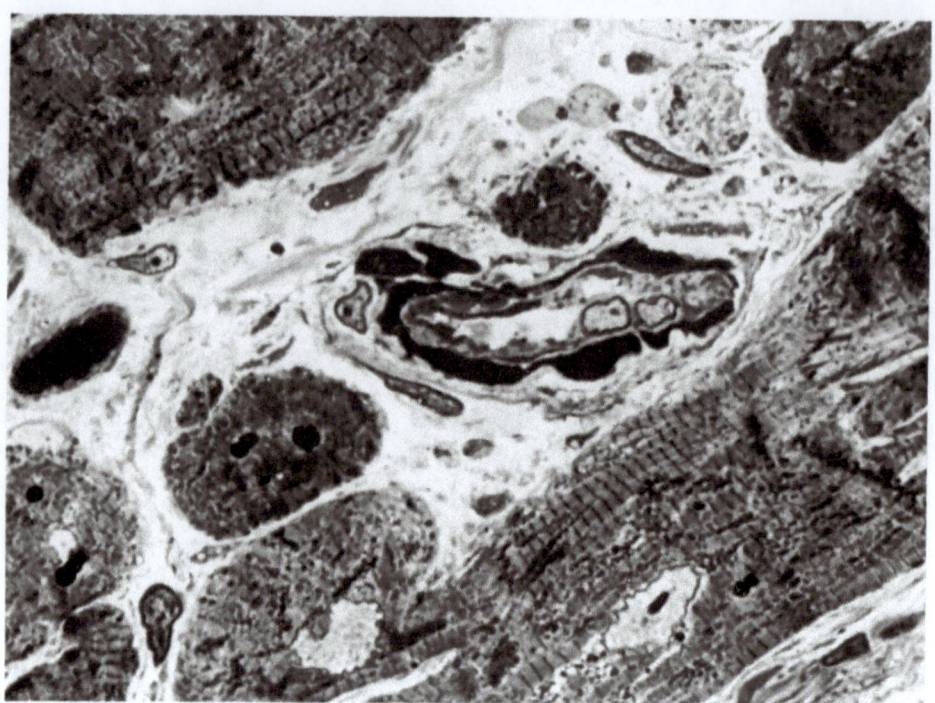

Abb. 12. Katheterbiopsat, linke Herzkammer, 34jähriger Diabetiker, negatives Coronarangiogramm (in den großen Coronargefäßen keine Stenosen!). In Bildmitte kleiner peripherischer Coronararterienzweig mit lipoproteidiger Imprägnation der Wandschichten, vorwiegend außerhalb der Basalmembranen. Kunststoffschnittpräparat, sogenannter Semidünnschnitt. Vergr. 1:1290

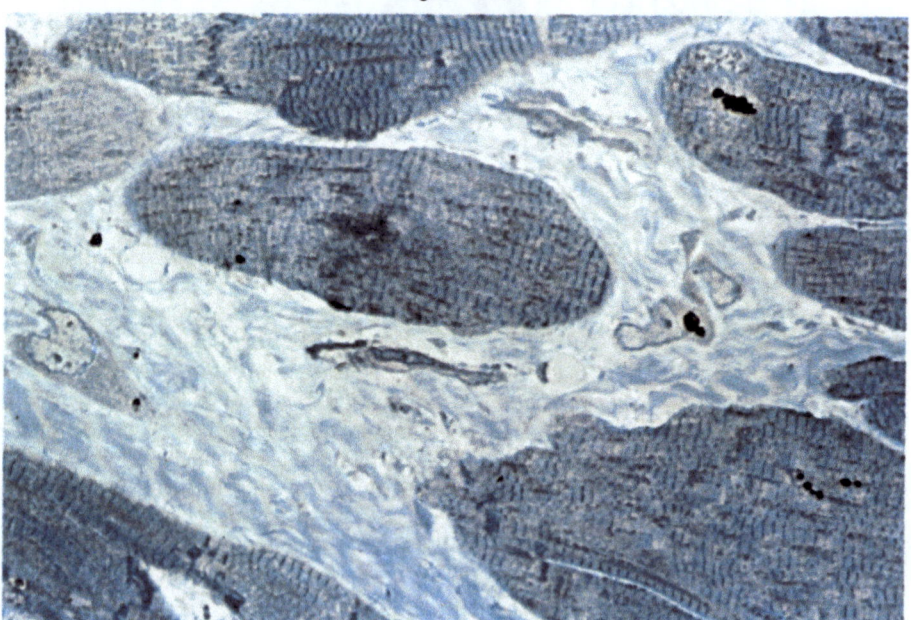

Abb. 13. Gleicher Fall wie in Abbildung 12. Sogenannte diabetische Cardiomyopathie. Diskrete Vakuolisation der im subendocardialen Bereich der linken Kammerwand gelegenen Muskelfasern. Verbreiterung des Perimysium internum, mäßige Verdickung der Wände der in der linken mittleren Bildhälfte sowie links unten, jeweils im Querschnitt getroffenen kleinen Coronararterienverzweigungen. Vergr. 1:870 u. Nachvergrößerung

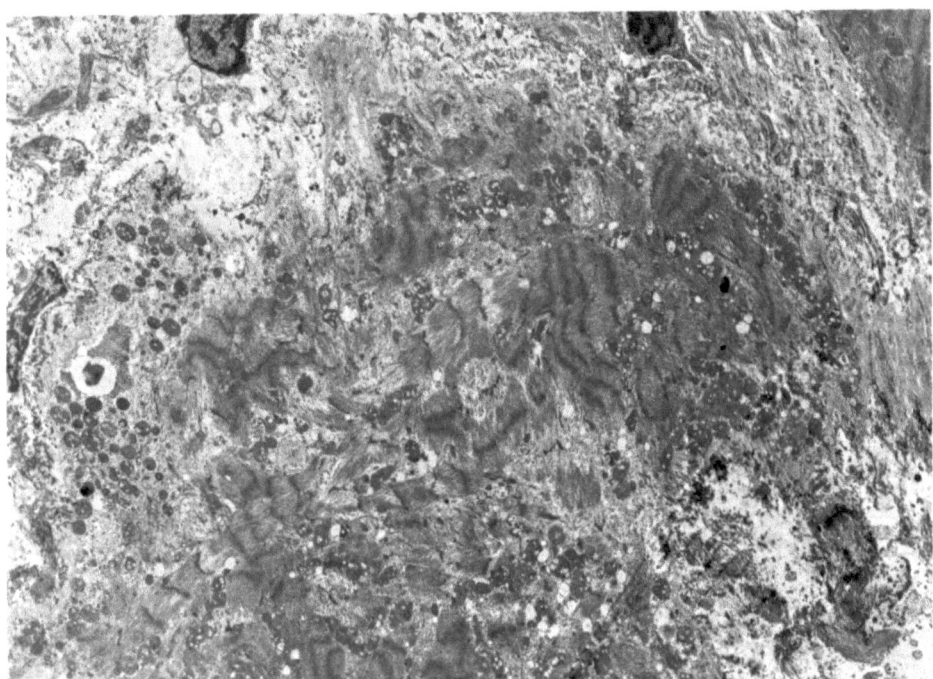

Abb. 14. 45jähriger Mann, Katheterbiopsat, linke Herzkammer; Fibrillendesorientierung; unregelmäßige Kontraktionsbänder; am linken Bildrand Mitte ein Lysosoma, im übrigen sehr zahlreiche kleine Mitochondrien. Der Befund der Fibrillen-Umordnung ist ungemein charakteristisch für eine sogenannte idiopathische Cardiomyopathie. Elektronenmikroskopisches Präparat, Vergr. etwa 1:3400

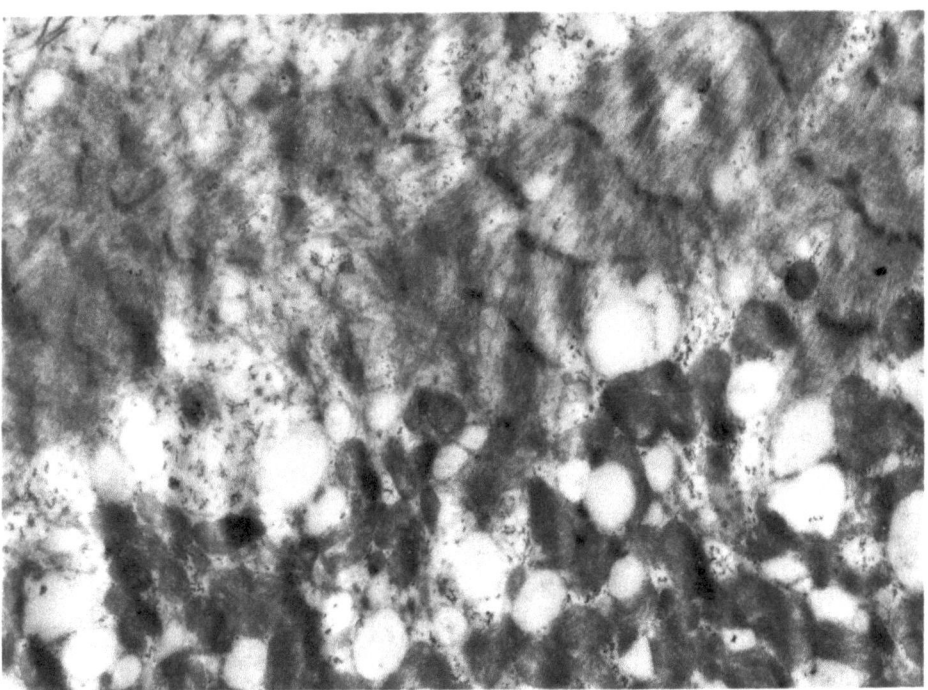

Abb. 15. Gleicher Fall wie in Abb. 14, stärkere Vergrößerung. Reiserbesen-Formationen der Fibrillen; im unteren Bildbereich sehr zahlreiche Mitochondrien. Vergr. 1:12400 u. Nachvergrößerung

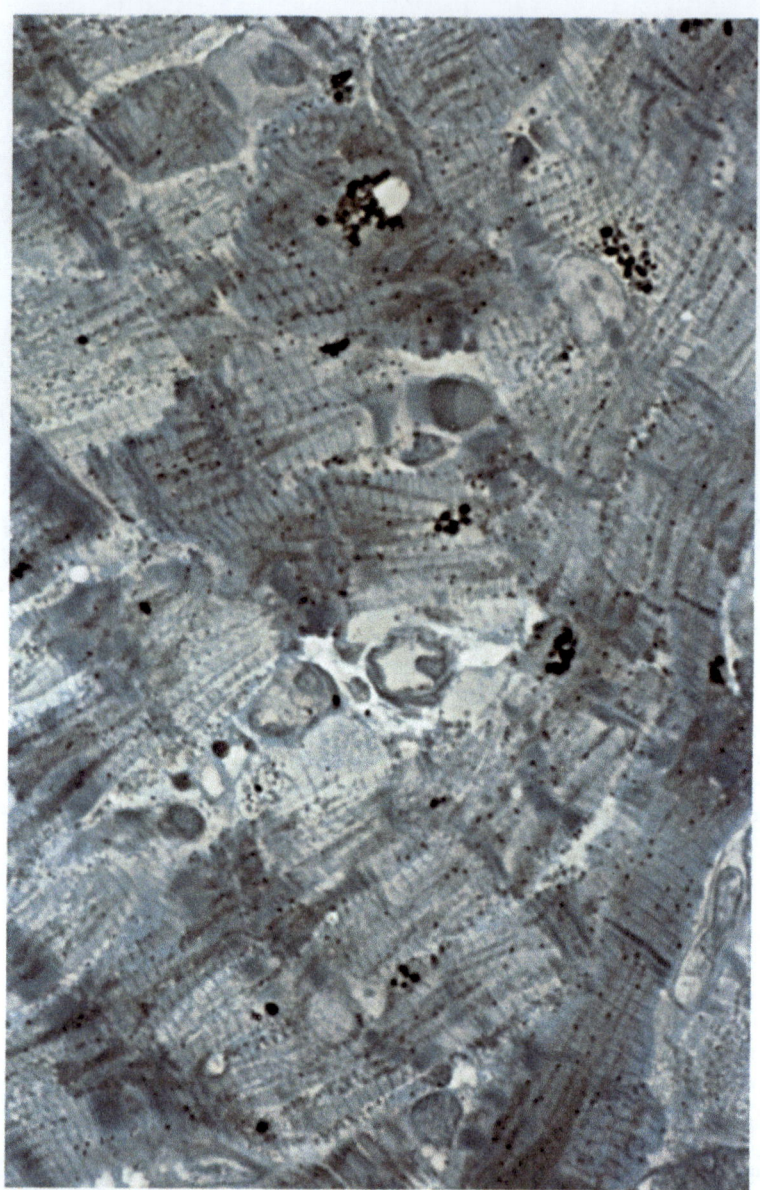

Abb. 16. Gleicher Fall wie in Abbildung 14, jedoch zweites Katheterbiopsat. Gewebegut (wahrscheinlich) aus der rechten Kammerwand. Beachte die V-förmige Anordnung der Muskelfasern. Unregelmäßige Kontraktionsbänder, nicht ganz gleichmäßige Anordnung der Fibrillen, Einlagerung plumper Lipofuszinschollen. Kunststoffschnittpräparat. Sogenannte Übersichtsaufnahme, Vergr. 1:1120

Abb. 18. Idiopathische Cardiomyopathie. Verhältnismäßig häufiger, zunächst imponierender, dann aber ein hinsichtlich seiner diagnostischen Wertigkeit problematischer Befund. Sogenannte Spiralfiguren. Dabei handelt es sich sehr wahrscheinlich um Veränderungen des mitochondrialen Apparates *oder* der longitudinalen Kanälchen des endoplasmatischen Retikulum. Der an sich phänomenologisch eindrucksvolle „Tatbestand" ist *nicht* für die Cardiomyopathie beweisend, denn er findet sich auch unter gänzlich anderen Bedingungen in vielen anderen großen Parenchymen immer wieder. — In der Umgebung zahlreiche Glykogengranula. Vergr. 1:45000

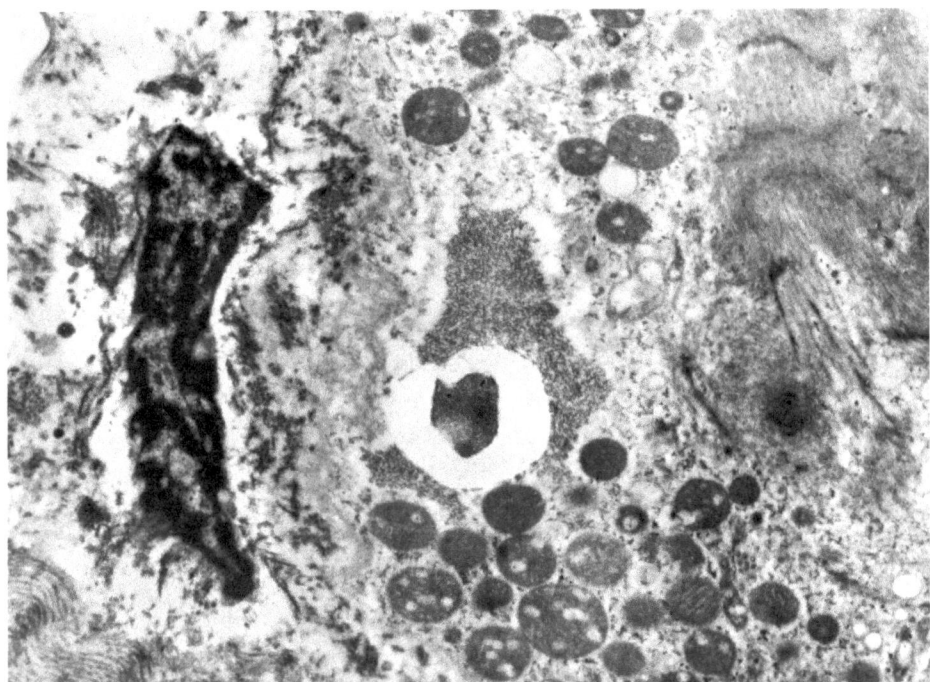

Abb. 17. Idiopathische Cardiomyopathie. Katheterbiopsat. Stärkere elektronenmikroskopische Auflösung. In Bildmitte links großer Lysosomen-Komplex. Daneben sehr zahlreiche Glykogengranula. In Bildmitte oben und unten besonders zahlreiche Mitochondrien. Der Befund für sich allein wäre nur wenig charakteristisch in Verbindung aber zu den bereits gezeigten Veränderungen der Abbildungen 14 bis 16 gewinnt die Beobachtung an erheblicher Bedeutung. Vergr. etwa 1:12400

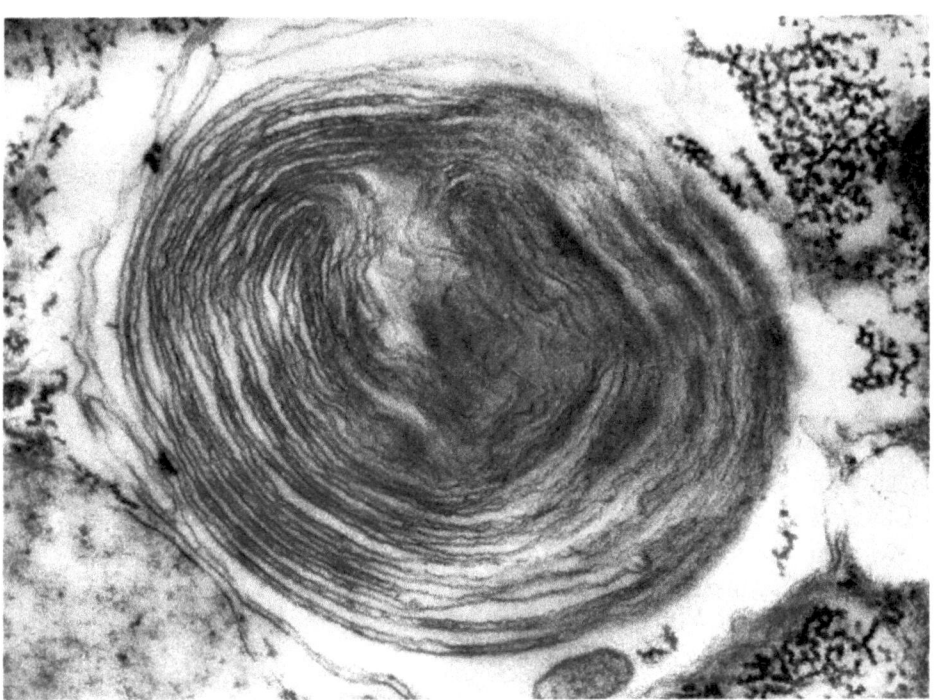

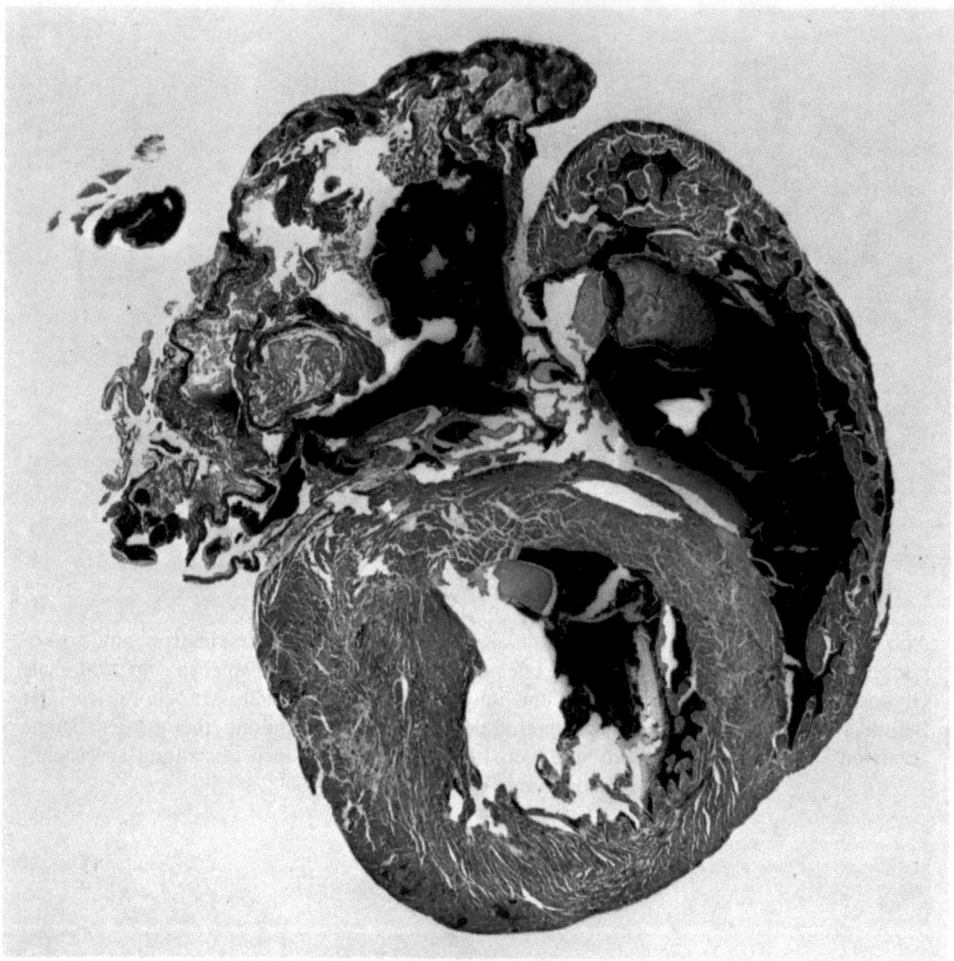

Abb. 19. Herz des syrischen Goldhamsters, Linie Bio 14.6, Totalschnitt, etwa 90. Tag, männliches Tier; Ansicht von dorsal. In der Außenwand der linken Kammer und in der Kammerscheidewand kleinstherdige Aufhellungsbezirke. Tötung des Tieres. Paraffin, Masson-Goldner, Photogramm. Vergr. 9× natürliche Größe

Wie sieht die Differentialdiagnose aus?

Wir berichten über die „Geschichte" zweier Irrtümer:

1. Ein 35jähriger Mann sollte, so nahm die Klinik an, eine Cardiomyopathie besitzen. Er starb plötzlich. Es handelte sich um das, was man "sudden but not unexpected death" nennt. Das Herz wog 800 g. Das EKG zeigte schwierig zu deutende Veränderungen. Das His'sche Bündel war sehr direkt fibrosiert. Die Schenkel der spezifischen Muskulatur ließen eine seröse Entzündung mit Entparenchymisierung erkennen. Endlich fanden sich Anitschkowzellen, also ein Hinweis auf eine *chronischrheumatische Myokarditis*.

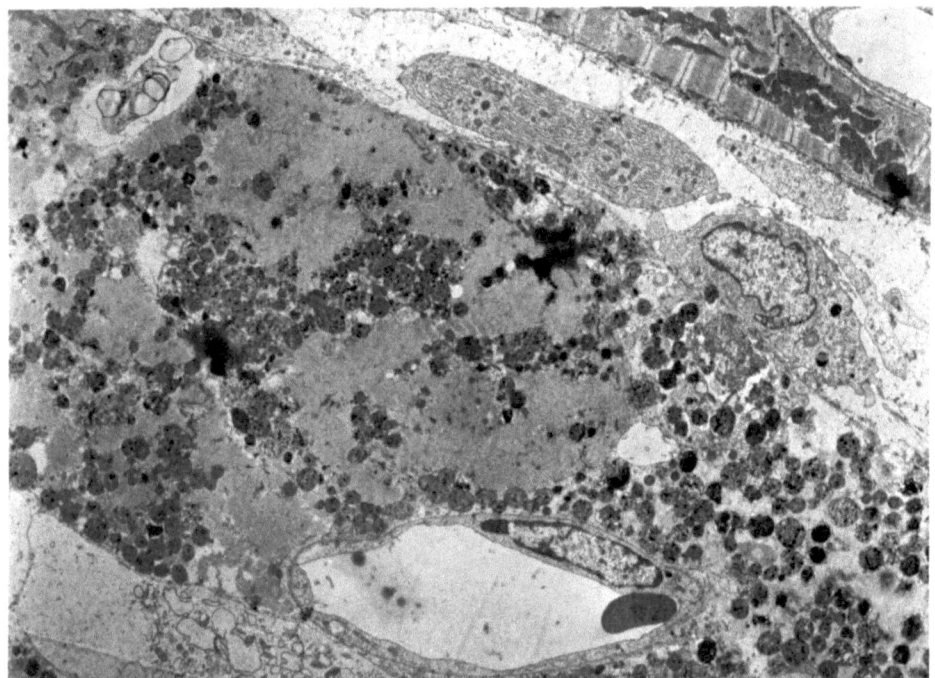

Abb. 20. Gleiches Herz, elektronenmikroskopische Darstellung der Nekrosezone in der Mitte der Kammeraußenwand. In der Umgebung einer Postkapillare Ausbildung eines Feldes mit homogenem Detritus und zahlreichen Mitochondrien. Im oberen Bildabschnitt eine perimysiale Saftspalte mit Endothel und Makrophagen. Vergr. etwa 1:3600

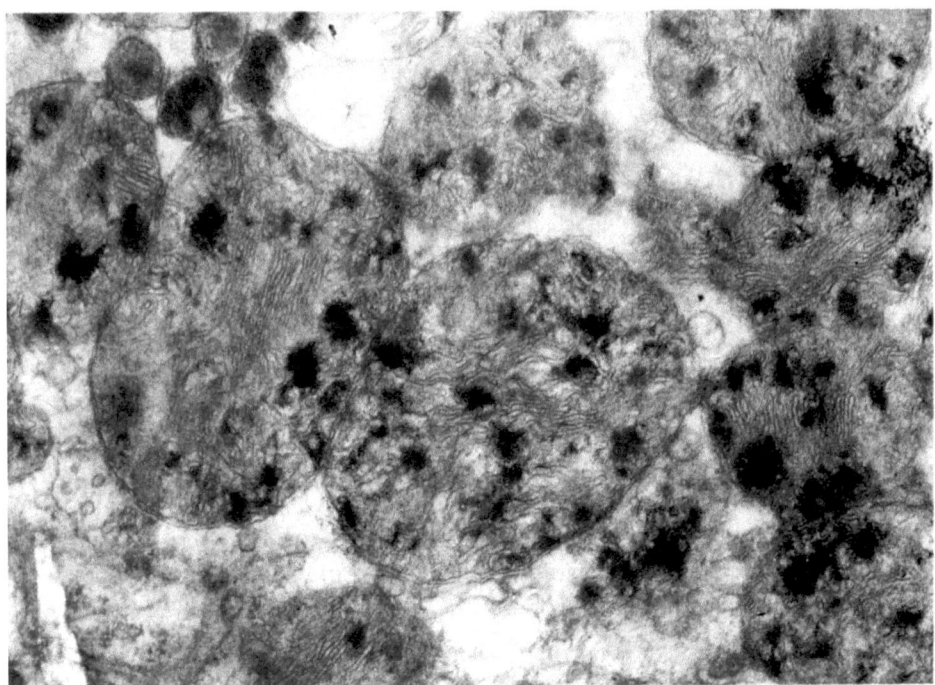

Abb. 21. Gleiche Position wie in Abbildung 20. Elektronendichte kalkhaltige (?) Korpuskeln. Nekrotisierendes Prinzip = vermehrter Ca^{++}-Einstrom? — Vergr. etwa 1:36000

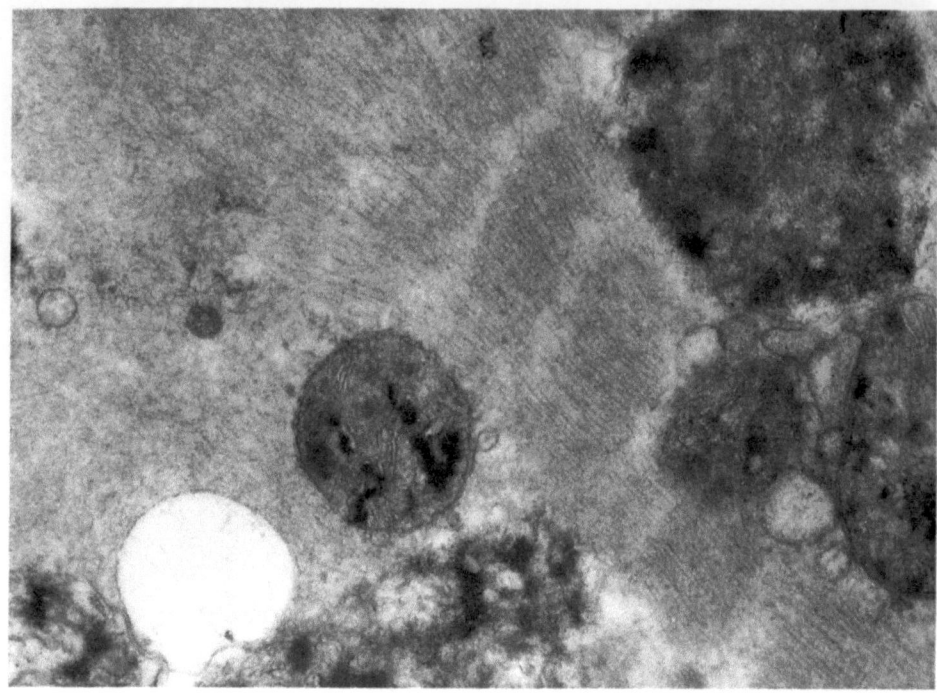

Abb. 22. Syrischer Goldhamster, erbliche Cardiomyopathie; elektronendichte Schatten in Anlehnung an die Cristae mitochondriales. Durch vermehrten Ca^{++}-Einstrom wird Adenosintriphosphat aufgebraucht, der Bestand an energiereichen Phosphaten erschöpft, so daß auch der Erhaltungsstoffwechsel zum Erliegen kommt. Auf diese Weise können diejenigen Vorgänge eingeleitet werden, welche zur Ausbildung herdförmiger Nekrosen des Hamstermyokard führen. — Vergr. etwa 1:36000

2. Ein 43jähriger Mann aus Venezuela (Südamerika) sollte, wie man annahm, eine Chagas-Myokarditis besitzen. Bei negativer Serologie ließ man die Konzeption „Chagas-Krankheit" fallen und erörterte die idiopathische Form einer Cardiomyopathie. Auch dieser Mann starb plötzlich. Das Herz wog fast 500 g, das Körpergewicht des Verstorbenen lag bei 52 kg. Die mikroskopische Untersuchung des Myocard zeigte feinste anisotrope Kristalle. Die röntgenspektrometrische Untersuchung konnte nachweisen, daß es sich um Calciumoxalat gehandelt hatte. Es lag also eine sekundäre Cardiomyopathie bei endogener Oxalose und eine Infiltration durch Oxalatkristalle vor.

Die *Differentialdiagnose* der Cardiomyopathie ist zur Zeit noch derart schwierig, daß der Wunsch, ein möglichst *naturgetreues Krankheitsmodell* zu besitzen, legitim ist. Ein solches bietet sich im *Syrischen Goldhamster* der Linie Bio 14.6 an (Homburger et al., 1965/66; Bajusz et al., 1968/69). Wir halten ständig mindestens 50 Tiere im Versuch. Unbehandelt sterben sie vom 90. Tage an. Die Veränderungen des Herzens sind sehr

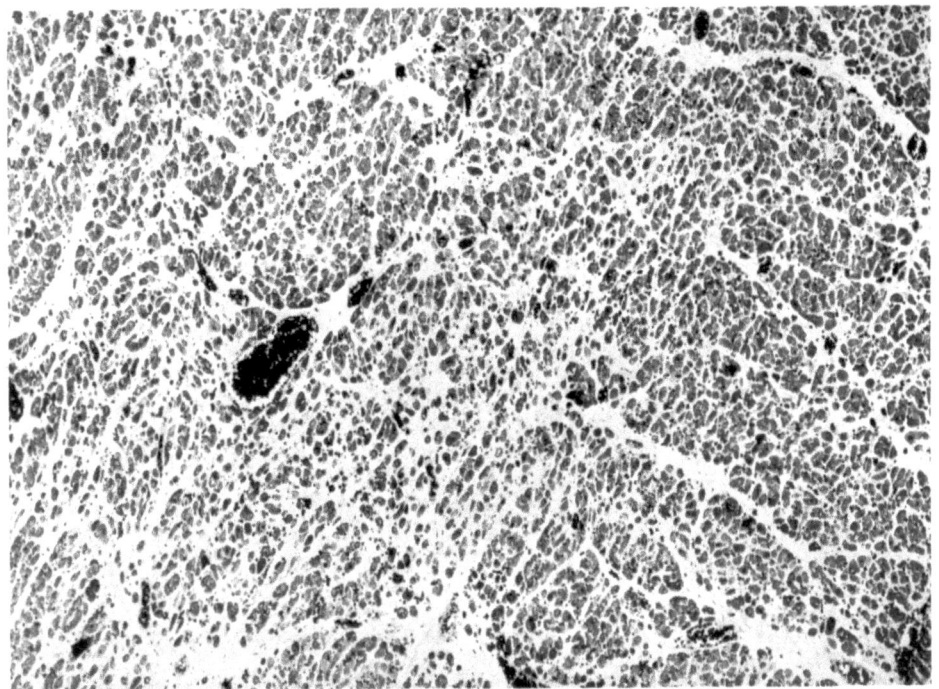

Abb. 23. Sogenannte Adriblastin-Cardiomyopathie bei einer Sarkomträgerin. Post mortem-Präparat. Kunststoffschnitt aus der linken Kammerwand, Masson-Goldner-Präparat. Vergr. 1:120. Beachte: Sehr fein, nahe diffus und einigermaßen gleichmäßig „gesponnene" Bindegewebsvermehrung. — Der Obduzent hatte bei Palpation des Myokard den Eindruck einer zähen, lederartigen Steifigkeit des Herzmuskels, der sich bei der Durchführung der gewöhnlichen Sektions-Schnitte (mit der Schere) nur schwer zerlegen läßt

charakteristisch. Die initialen Läsionen (Abb. 19) erinnern an eine obstruktive, die finalen an eine kongestive Cardiomyopathie. Bei weiblichen Tieren treten erste Veränderungen um den 30., bei männlichen um den 40. Tag auf. Dabei handelt es sich um herdförmige Nekrosen (Abb. 20). In diesen fällt die Einlagerung körniger Massen auf (Abb. 21). Bei stärkerer Vergrößerung finden sich kalkdichte Schatten an den Cristae mitochondriales (Abb. 22).

Wenn man die *Muskelproteine* aus dem Herzen myopathischer Hamster elektrophoretisch analysiert, stößt man auf eine defekte Biosynthese von Myosin und Actin. Die leichten Ketten des Myosins scheinen den Myosin- und damit den Muskeltypus zu bestimmen. Leichte und schwere Ketten des Myosins werden auf verschiedenen Polysomen synthetisiert. Nach Streter (1973) ist es wahrscheinlich, daß nervale Impulse entscheiden, ob und wo ein langsamer, ob und wo sonst ein schneller Muskel entsteht. Everson Pearse hatte erwogen, ob bei idiopathischer Cardiomyopathie nicht eine „Noradrenosis" der Kammerwand vorliegen könnte

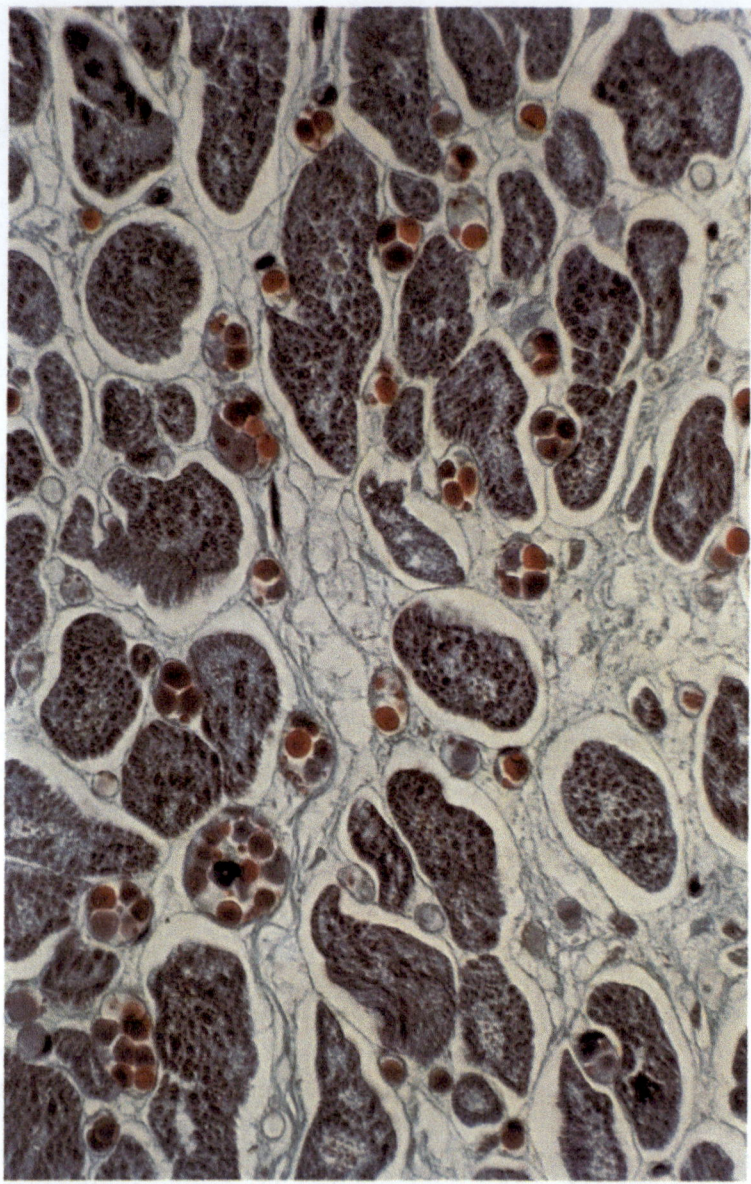

Abb. 24. Adriblastin-Cardiomyopathie. Gleicher Fall wie in Abbildung 23, etwas stärkere Vergrößerung, Kunststoffschnittpräparat. Die Faserzüge der linken Kammerwand sind quer getroffen. Dabei sieht man eine Verplumpung der Fibrillenbündel. Breite Interstitien, feingesponnene Fibrosierung, gelegentlich sehr eigenartige radiäre Streifung der Faserquerschnitte in deren Peripherie. Masson-Goldner-Präparat. Vergr. 1:720

Abb. 26. Adriblastin-Cardiomyopathie. Dissoziation der Muskelfasern durch Zerreißung der Z-Membranen; ballonierende Entartung der Mitochondrien mit Cristolyse. Elektronenmikroskopische Darstellung. Vergr. 1:12400

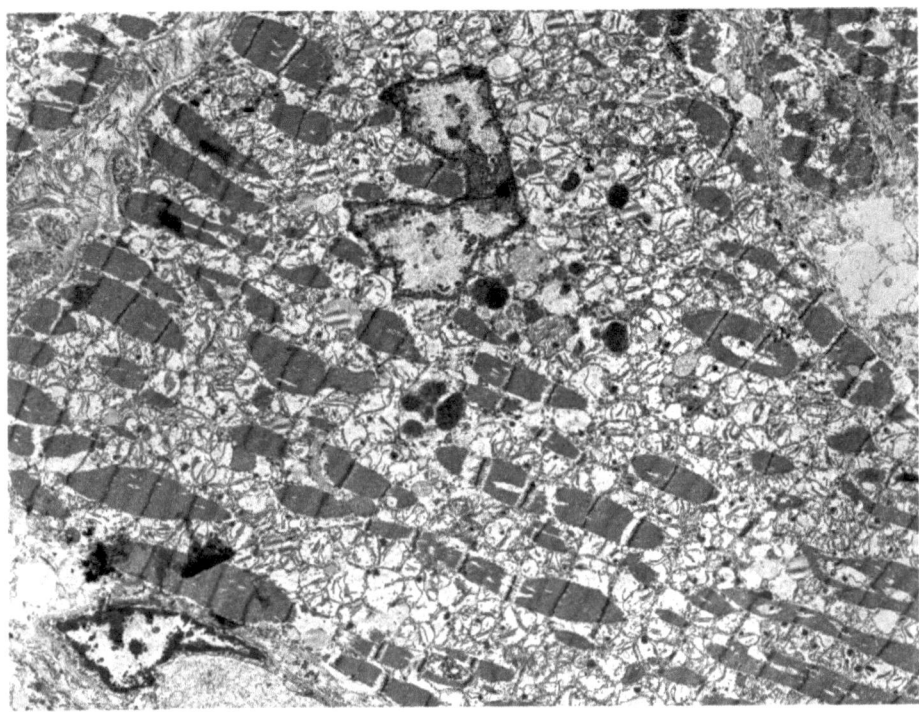

Abb. 25. Adriblastin-Cardiomyopathie. Dissoziation der Muskelfasern, Vakuolisation der Mitochondrien, Verbreiterung der Interstitien, elektronenmikroskopische Darstellung. Vergr. etwa 1:4500

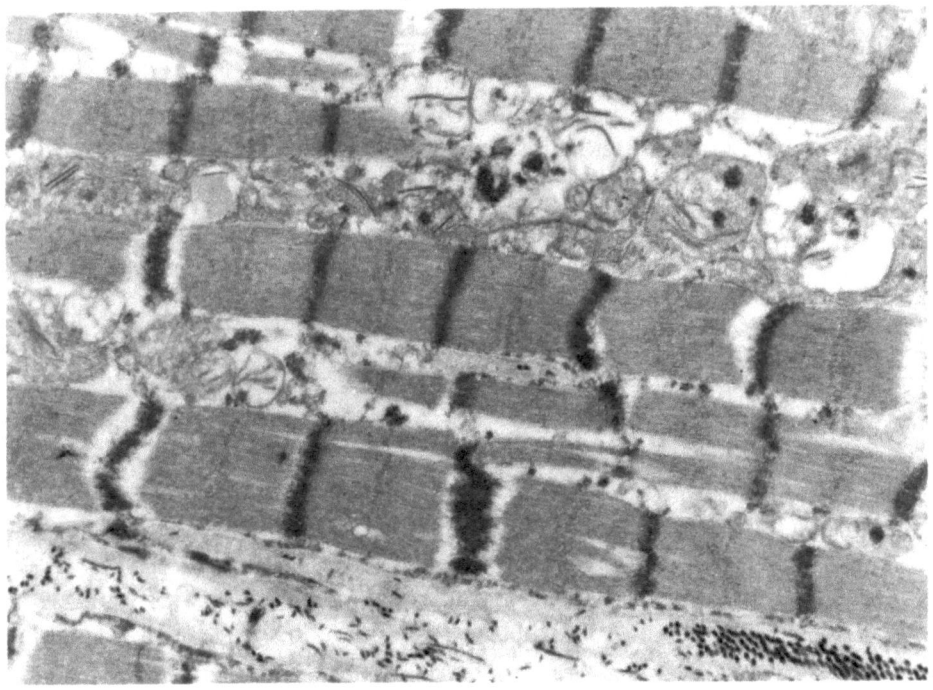

(van Noorden *et al.*, 1971; Goodwin, 1974). Wada *et al.* (1976) haben in der Zellkultur fragliche Sympathicusüberträgerstoffe nachgewiesen.

Eine besondere Konstellation liegt in *den* Fällen (des menschlichen Beobachtungsgutes) vor, bei denen große Mengen entweder von Zytostatika oder Lithiumpräparaten gegeben wurden. Die Myocardiopathie durch hohe Dosen z.B. von *Adriblastin* ist recht eindrucksvoll (experimentell reproduziert durch Eltringham *et al.*, 1975). Auch in diesem Zusammenhang sei eine kasuistische Beobachtung eingestreut:

Bei einer *58 Jahre alt gewordenen Frau* wurde 6 Jahre vor dem Tode ein *Spindelzellensarkom* im Retroperitonealraum nachgewiesen. Der Tumor wurde mehrfach operativ ausgeräumt. In den Monaten vor dem Tode Durchführung einer *Adriblastin-Vincristin-Prednison-Medikation*. Dabei wurde eine dreifache tägliche Maximaldosis von Adriblastin verabfolgt. Die Gesamtdosis betrug 1600 mg! Abb. 23 zeigt eine eigenartige Cardiosklerose. Es handelt sich um eine feingesponnene, gleichsam alle Muskelfasern umgreifende Bindegewebsvermehrung (Abb. 24). Mit stärkerer Vergrößerung sieht man neben einer Mitochondriose eine Dissoziation der Z-Membranen (Abb. 25, Abb. 26).

Alle sogenannten idiopathischen Cardiomyopathieformen zeichnen sich durch eine eigenartige Fibrillendesorientierung aus. Wenn man diesem morphologischen Symptom folgt, wird eine Abgrenzung gegen therapeutisch (insbesondere durch Zytostatika) induzierte Herzmuskelveränderungen kaum möglich sein.

Auch familiäre angeborene Rhythmusstörungen
  die Nebenverbindungen bei WPW-,
  das Infrahisbündel bei Lown-Genong-Levine-Syndrom,
zeigen das nahezu identische elektronenoptische Bild. In den letzten Jahren hat ein „neues" Syndrom von sich reden gemacht, das von Jervell- und Lange-Nielsen. Dabei treten gemeinsam auf:
  Innenohrschwerhörigkeit,
  ventrikuläre Tachykardie durch Re-entry,
  familiäre Bindung,
  Neigung zu synkopalem Herzstillstand.

Das Syndrom wurde zuerst in Norwegen beobachtet. Die familiäre Bindung des Krankheitsbildes war besonders bei der in den einsamen Hochgebirgstälern lebenden Bevölkerung auffällig. Wir verfügen dank der Freundlichkeit des Herrn Prof. Dr. Jahrmärker, München, über das Herz eines 30 Jahre alt gewordenen, plötzlich verstorbenen Mannes, bei dem klinisch ein durch die Arbeiten des Herrn Collegen Jahrmärker gesichertes Jervell-Lange-Nielsen-Syndrom vorgelegen hatte.

Abb. 27 zeigt eine Nebenverbindung der Atrio-Ventrikular-Grenze;
Abb. 28 läßt die von James beschriebenen Gefäßveränderungen sichtbar werden;

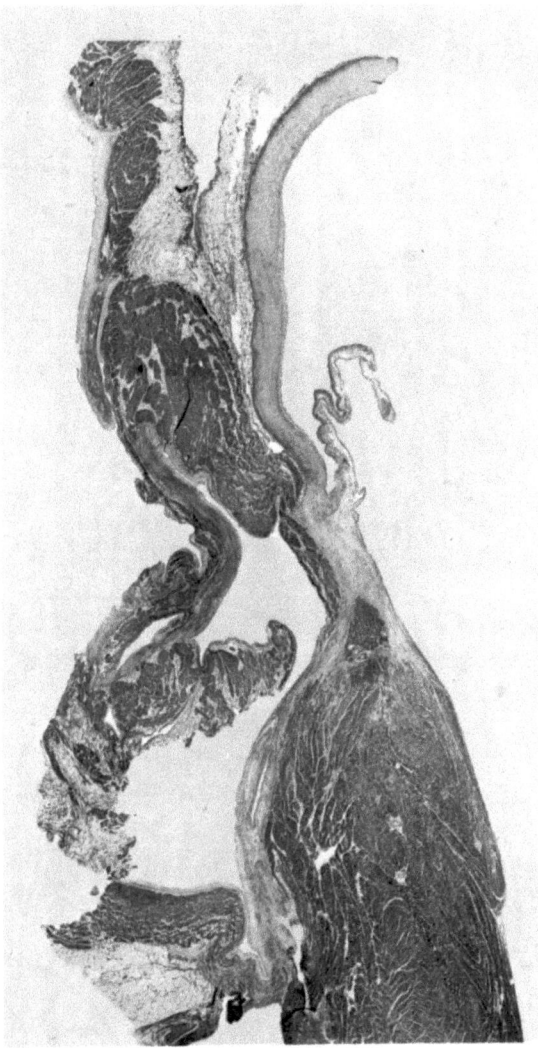

Abb. 27. Frontalschnitt, Herz eines 30jährigen Mannes; klinisch: Jervell-Lange-Nielssen-Syndrom; Ansicht von ventral; Darstellung der Vorhof- und Kammerscheidewand. Paraffin, Masson-Goldner, Photogramm. In Präparatmitte das His'sche Bündel; im Bilde links (von diesem) eine muskuläre longitudinal orientierte Verbindung, die — gemäß Schnittserienrekonstruktion — eine direkte Kommunikation zwischen dem Septum atriorum und der Kammerscheidewand und zwar nach der Gegend des rechten Schenkels darstellt. Vergr. etwa $2^1/_2$mal natürliche Größe

Abb. 29 gibt einen Begriff von der hochgradigen Rarefikation der peripherischen spezifischen Muskulatur;

Abb. 30 zeigt die „berühmte" Mitochondriose aller cardiomyopathischen Herzen und

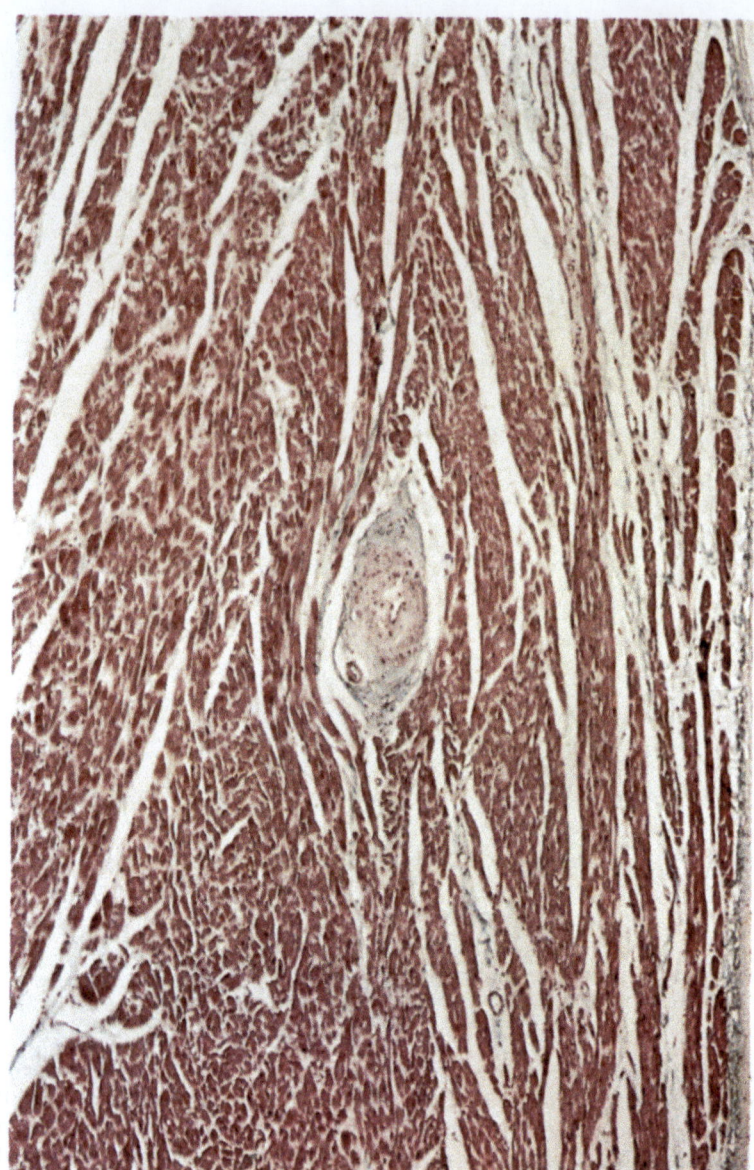

Abb. 28. Gleicher Fall, Jervell-Lange-Nielssen-Syndrom, Detail aus der Kammerscheidewand. In Präparatmitte ein kleiner Coronararterienast mit eigenartiger, sehr betonter Mantelbildung. Das hier abgelagerte Material besteht aus Proteoglykanen. Die eigentliche Bedeutung dieses von James beschriebenen Befundes ist derzeit nicht genügend bekannt. Masson-Goldner-Präparat. Vergr. 1:210

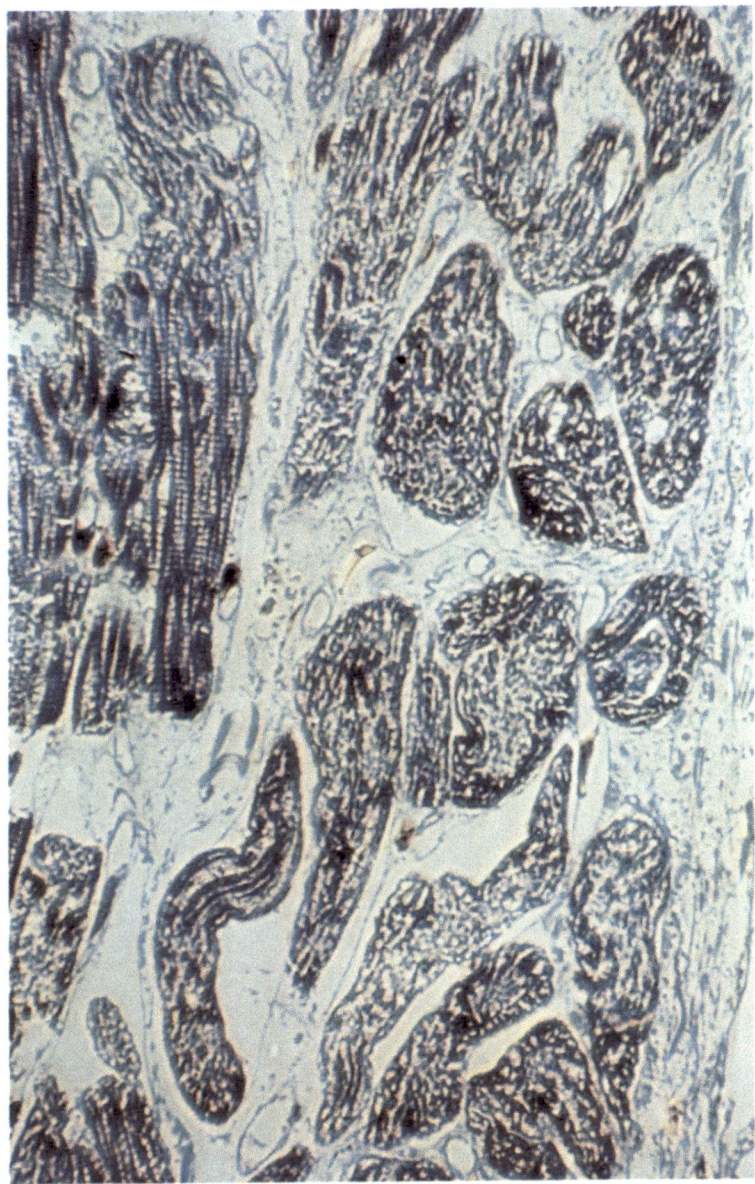

Abb. 29. Gleicher Fall wie in Abbildung 27, Detail aus dem vorderen Ast des linken Schenkels der spezifischen Muskulatur. Starke Rarefikation. Vermehrung des interstitiellen Bindegewebes, fein-gesponnene Fibrosierung. Die Muskelfasern sind reich an gold-gelbem Pigment. Lipofuszinose. Unregelmäßige Fibrillenanordnung. Der Befund erinnert stark an die sonstigen Formationen bei idiopathischer Cardiomyopathie. Kunststoffschnittpräparat. Vergr. 1:500

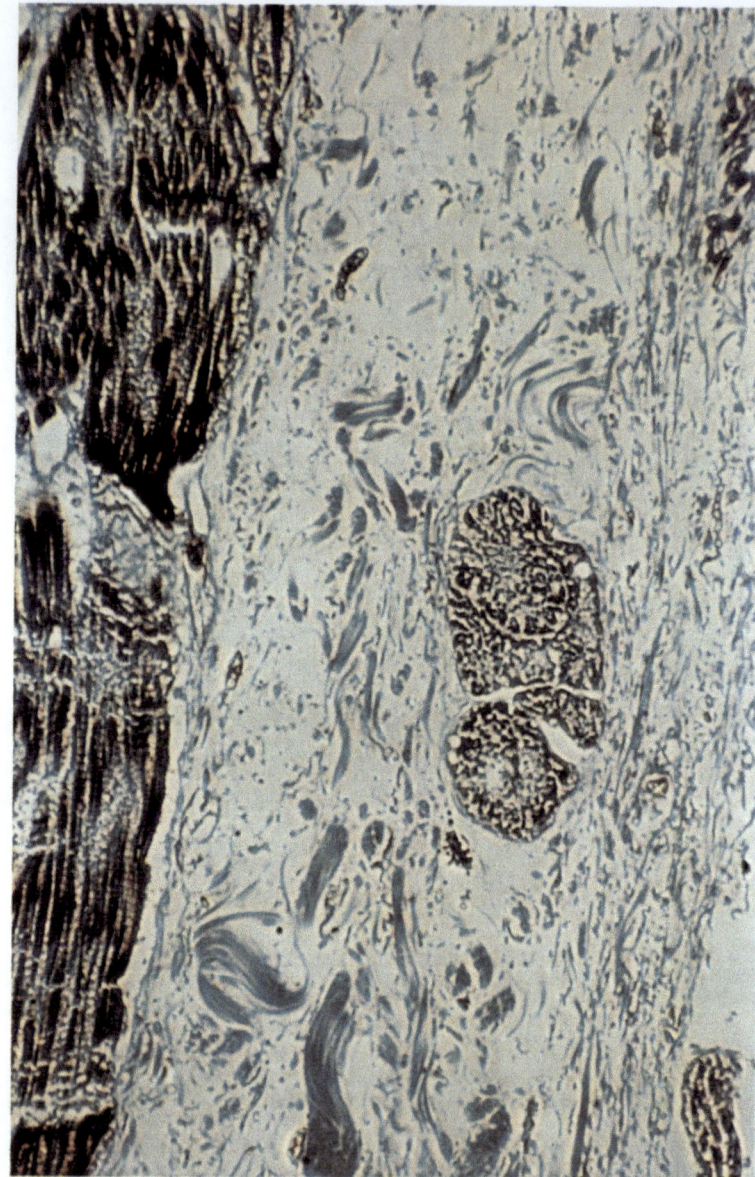

Abb. 30. Gleicher Fall wie in Abbildung 27, idiopathische Cardiomyopathie, Detail aus dem linken Schenkel. Ein Purkinje-Faser-Bündel herausgegriffen. Starke Auflockerung des protoplasmatischen Gefüges, Einlagerung gold-gelber Pigmentkörnchen, bei denen es sich wohl um Lipofuszin handelt. Vermehrung des Bindegewebes der weiteren Umgebung. Kunststoffschnittpräparat. Vergr. etwa 1:500

Cardiomyopathie 31

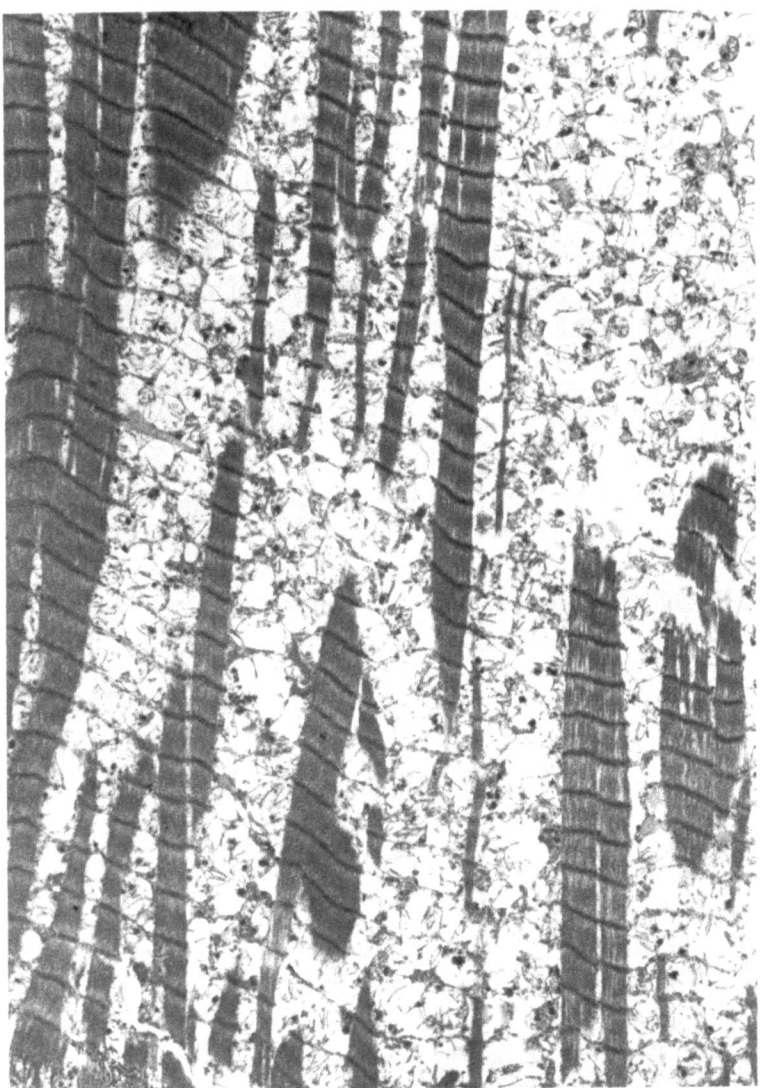

Abb. 31. Gleicher Fall wie in Abbildung 27, elektronenmikroskopisches Detail aus der in Abbildung 30 abgebildeten Position. Die Auflösung einer Purkinje-Faser zeigt, daß sehr zahlreiche Mitochondrien-Schatten vorliegen. Da es sich nicht um ein vital gewonnenes Präparat (Biopsie), sondern um ein post mortem-Präparat (Autopsie) handelt, ist es nicht wunderbar, daß die mitochondrialen Strukturen unsauber, vielfach zerstört sind. Gleichwohl darf man von einer Vermehrung der Mitochondrien („Mitochondriose") sprechen. Bemerkenswert ist die enorme Diastase der im übrigen leidlich erhaltenen Muskelfasern.
Vergr. 1:4300

Abb. 31 läßt gleichsam die Grenze der Darstellbarkeit der pathoanatomischen Veränderungen am Leichenöffnungsgut erahnen: Dissoziation der Myofibrillen, autolytisch veränderte, jedoch quantitativ deutlich vermehrte, vorwiegend kleine Mitochondrien!

Das pathoanatomische Bild ist bunt und zunächst nur schwierig zu verstehen. Die Interpretation der Befunde ist durch die autolytischen Veränderungen post mortem beeinträchtigt. Diese sind nach Sachlage aber nicht zu vermeiden gewesen, werden doch in der Bundesrepublik Deutschland Fälle des plötzlichen Todes vielfach staatsanwaltschaftlich beschlagnahmt. So war dies auch im vorliegenden Falle. Ohne die außerordentliche Freundlichkeit des Herrn Prof. Spann, Direktor des Institutes für Gerichtliche Medizin der Universität München, hätten wir die durch Herrn Collegen Jahrmärker angeregte Untersuchung niemals durchführen können. Wir sind Herrn Prof. Spann zu größtem Dank verpflichtet.

Die Nebenverbindung an der AV-Grenze läßt eine prinzipielle Labilität hinsichtlich der Gesamt-Organisation der spezifischen Muskulatur erkennen. Die rautenförmigen Proteoglykanmuffen in der Umgebung der kleinen myocardialen Blutgefäße sind ihrer Bedeutung nach dunkel. Die hochgradige Rarefikation der peripherischen Ausbreitungen der spezifischen Muskelfasern möchten wir als „Abiotrophie", also als Ausdruck einer gesteigerten Vulnerabilität — Störanfälligkeit im Fortgang des Lebens — verstehen. Die Mitochondriose endlich stellt für den Bereich der spezifischen Muskulatur eine Besonderheit höheren Ranges dar, weil die Elemente des RLS im allgemeinen eine quantitativ geringere mitochondriale Ausstattung besitzen als die Muskelfasern des Triebwerkes.

Wo liegt der Schwerpunkt der pathoanatomischen Veränderungen bei Jervell-Lange-Nielsen-Syndrom? Wahrscheinlich im Purkinje-System, sehr wahrscheinlich an der Kontaktstelle zwischen spezifischer und Arbeitsmuskulatur (Abb. 32). Das Problem ist einer experimentellen Klärung zugänglich, denn es gibt Tiere, z.B. die Dalmatinerhunde, die die gleiche Symptomatologie bieten können wie der Mensch. Solche Untersuchungen waren uns jedoch seither unmöglich, weil uns der Erwerb eines wirklich geeigneten Tieres bis zur Stunde nicht gelungen ist (Lit. bei Doerr, 1975).

Entzündliche Erkrankungen des Herzens findet man im Heidelberger Sektionsgut in 14% aller Fälle. Die *idiopathische Cardiomyopathie* findet sich nur in 2 bis 3^0/$_{00}$ der Erwachsenensektionen! Die idiopathische Cardiomyopathie ist eine primäre Erkrankung des Herzmuskels; es geht ihr keine andere Krankheit ursächlich voran. Sie wird im allgemeinen erst im Erwachsenenalter manifest. Sie geht mit einer Hypertrophie der Herzkammerwände einher, und sie ist mikroskopisch durch eine Reihe von Merkmalen ausgezeichnet (Abb. 33). Obstruktive Formen und solche

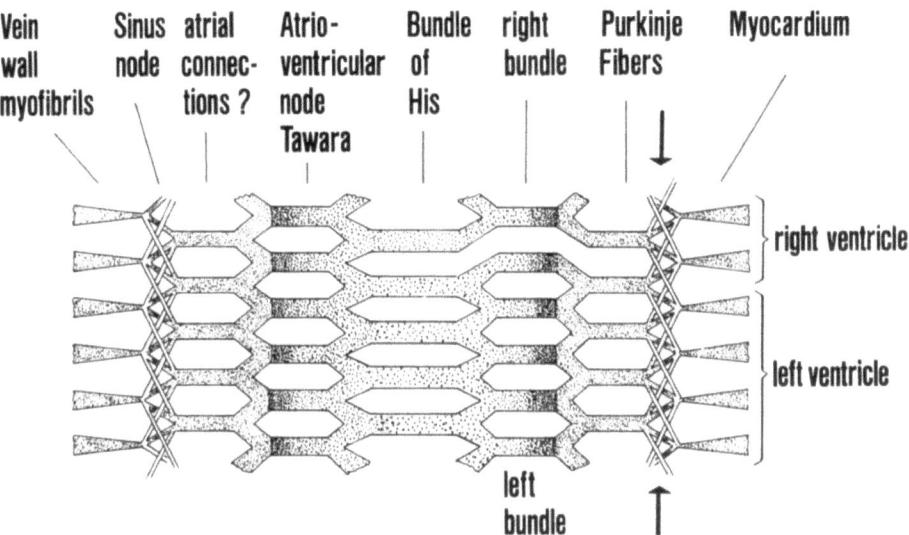

Abb. 32. Schema der Erregungsausbreitung von links nach rechts, beginnend mit der muskulären Hohlvenenwand links, endend mit dem muskulären Triebwerk (rechts). Im Falle des Jervell- und Lange-Nielssen-Syndromes scheint die „Schwierigkeit" im Bereiche der peripheren Kontaktnahme zwischen Purkinjefasern und Arbeitsmuskulatur zu liegen. — Unter Verwendung eines Schemas von B.F. Hoffman (1961), jedoch stark verändert

Notorische Befunde bei idiopathischer Cardiomyopathie

Mitochondrien	Vermehrt ('Mitochondriose'), in der Größe eher 'klein', sonst 'variabel'
Myofibrillen	kurz, breit, plump, desorientiert, 'Zöpfe', 'Geflechte', Mf können nur ungenügend gegeneinander verschoben werden !
Lysosomen	hexagonale Einschlüsse pittoreske Formen
Lipofuszinose	Bindung an plumpe, oft basophile Schollen

'myeline like figures'
Glykogenkugeln
Verbreiterung der Z-Membranen
Veränderungen ähnlich der sogen. 'nemaline myopathy'
bundle-branch-fibrosis, Herzblockformen, angeborener, auch familiärer Herzblock

Bez. z. WPW-, Lown-Ganong-Levine-, Jervell-Lange-Nielsen-Syndrom

Abb. 33

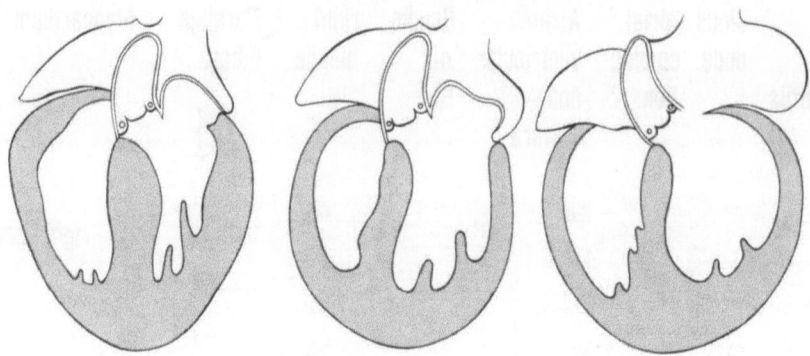

Abb. 34. Schema der gedachten Zusammenhänge zwischen idiopathischer hypotrophischer Subaortenstenose links, also obstruktiver Cardiomyopathie und kongestiver Cardiomyopathie (rechts)

Pathogenetische Möglichkeiten bei idiopath. Cmp

Eiweißproblem	leichtes Myosin
	Sarkolemm-Calciumchannel
Fermentproblem	Lysosomen
	Mitochondrien

Abb. 35

Echte Formen der idiopath. Cardiomyopathie			Falsche Formen der Cardiomyopathie
Unvollständige Ausbildung	Vollständige Ausbildung		sog. restriktive Formen
			z.B. Endomyocarditis parietalis fibroplastica
Crista supraventricularis bei Infundibulumstenose der re Herzkammer	obstruktive Formen	nicht-obstruktive = kongestive Formen	sog. infiltrative Formen
			z.B. Myokarditis
sog. Nebenverbindungen bei WPW- u. LGL-S			kristalline Metabolitablagerung
peripheres Purkinjesystem bei Jervell-Lange-Nielsen-S			

Abb. 36

ohne Verengerung einer Kammer (Abb. 34) bieten histologisch keinen Unterschied. Wir neigen zu der Annahme, daß beide Formen verschiedene Stadien oder Stufen eines im Grunde einheitlichen Prozesses darstellen. Die familiäre Bindung kann durchaus nicht in allen Fällen gesichert werden, der Erbgang ist nicht einheitlich. Manche Formen der erworbenen Cardiomyopathie scheinen sich biotechnisch auf den gleichen Nenner bringen zu lassen wie die primär-endogene Herzmuskelerkrankung.

Wir glauben, daß es zwei Möglichkeiten gibt, die die formale Pathogenese der Cardiomyopathie bestimmen (Abb. 35): Abnorme Proteinsynthese mit Entstehung von abartigem Myosin oder Actin *und* Störung im Enzymhaushalt mit Alteration der Mitochondrien.

Was der Form nach gleich ist, kann dem Wesen nach verschieden sein (Letterer, 1959). Wenn wir uns *ausschließlich* von den morphologischen Befunden leiten lassen, kommen wir zwangsläufig zu folgender Zusammenstellung (Abb. 36). Selbstverständlich wird die klinische Symptomatologie der drei großen Manifestationsgruppen bunt und völlig unterschiedlich sein. Aber die elektronenmikroskopischen Befunde aller hier genannten Ausdrucksformen sogenannter Cardiomyopathie sind einander sehr ähnlich.

Die Funktion des Herzmuskels ist an Akte atomarer Feinheit gebunden. Diese besitzen eine *speditive Wertigkeit*. Sie beruhen sowohl auf einer Verschiebung der Fibrillen gegeneinander als auf den Vorgängen des Stofftransportes. *Bewegung* und *Reizbildung* sind auf den gleichen *Elementarvorgang* zu beziehen.

Zusammenfassung

Unter idiopathischer Cardiomyopathie hat man eine Erkrankung des Herzmuskels zu verstehen, die

1. auf eine der einfacheren bekannten Ursachen — zirkulatorische, metabolische, entzündliche — *nicht* bezogen werden kann; die

2. mit bestimmt-charakterisierbaren Veränderungen, der Binnenstrukturen der Herzmuskelfasern, Vermehrung vorwiegend der kleinen Mitochondrien, Imprägnation der Cristae mitochondriales durch kalkdichte Ablagerungen, Auftreten grobscholliger Lysosomen, V-förmiger Anordnung der Myofibrillen (um nur einiges herauszustellen), einhergeht; die

3. familiär gebunden sein *kann*, wobei der Erbgang nicht einheitlich ist; die

4. mehr im Erwachsenen- als im Kindesalter manifest wird; die

5. durch ein „bizarres" EKG ausgezeichnet ist und die

6. im Regelfall das *ganze* Herz- d.h. *alle* Herzmuskelabschnitte — gleichmäßig betrifft.

Die Unterscheidung obstruktiver und nicht-obstruktiver Formen ist für die klinische Differentialdiagnose wichtig, entbehrt aber bis zur Stunde der „spezifischen" ultrastrukturellen Äquivalente. Dagegen zeigen die morphologischen Sondereinrichtungen des Herzens bei WPW-, Lown-Ganong-Levine- und Jervell-Lange-Nielsen-Syndrom eine elektronenmikroskopische Übereinstimmung mit der Arbeitsmuskulatur in Fällen „banaler" idiopathischer Cardiomyopathie.

Durch unsere Bemühungen ist die Lösung des „Gesamtproblems Cardiomyopathie" nicht einfacher geworden. Der Umstand, daß beim Jervell-Lange-Nielsen-Syndrom cardiomyopathische Veränderungen im Grenzgebiet zwischen Purkinjefasern und Arbeitsmuskulatur angetroffen worden sind, legt die Annahme nahe, daß in den Fällen von „Sekundenherztod" vergleichbare Störungen in den Endausbreitungen der spezifischen Herzmuskulatur ursächlich wirksam werden.

Ein Teil der Untersuchungen wurde durch den Sonderforschungsbereich (SFB 90) der Deutschen Forschungsgemeinschaft ermöglicht. Unser Dank gilt besonders Herrn Prof. Dr. Franz Groß (Heidelberg), dem Sprecher des SFB. Wir danken außerdem Herrn Prof. Dr. W. Kübler, dem Kardiologen unserer Med. Universitäts-Klinik.

Literatur

Bajusz, E., Lossnitzer, K.: Ein neues Krankheitsmodell: Erbliche nichtvaskuläre Myokarddegeneration mit Herzinsuffizienz. Münchn. med. Wschr. **110**, 1756 (1968).
Bajusz, E., Baker, J.R., Nixon, C.W., Homburger, F.: Spontaneous hereditary myocardial degeneration and congestive heart failure in strain of Syrian Hamsters. Ann. N.Y. Acad. Sci. **156**, 105 (1969).
Bollinger, O. v.: Über die Häufigkeit und Ursachen der idiopathischen Herzhypertrophie in München. Dtsch. med. Wschr. **10**, 180 (1884).
Brandt, G.: Myokardose — Myokardie — Kardiomyopathie. Dtsch. med. Wschr. **101**, 1209 (1976).
Doerr, W.: Allgemeine Pathologie der Organe des Kreislaufs. Handb. Allg. Path. Bd. III Teil 4, S. 205ff. Berlin-Göttingen-New York: Springer 1970.
Doerr, W.: Morphologische Äquivalente bei Rhythmusstörungen des Herzens. Verh. dtsch. Ges. inn. Med. **81**, 36 (1975).
Doerr, W., Holldack, K.: Über das Myxödemherz. Virchows Archiv **315**, 653 (1948).
Eltringham, J.R., Fajardo, L.F., Stewart, J.R.: Adriamycin Cardiomyopathy: Enhanced cardiac Demage in Rabbits with combined Drug and cardiac Irradiation. Radiology **115**, 472 (1975).
Gloor, R.: Die familiäre Kardiomegalie. Cardiologia **38**, 296 (1961).
Goodwin, J.F.: Prospects and Predictions for the Cardiomyopathies. Circulation **50**, 210 (1974).
Haust, M.D., Rowlands, D.T., Garancis, J.C., Landing, B.H.: Histochemical studies on cardiac "colloid". Am. J. Path. **40**, 185 (1962).

Hering, H.E.: Der Sekundenherztod mit besonderer Berücksichtigung des Herzkammerflimmerns. Berlin: Julius Springer 1917.
Homburger, F., Baker, J.R., Nixon, C.W.: The early histopathological lesion of muscular Dystrophy in the Syrian Golden Hamster. J. Path. Bact **89**, 133 (1965).
Homburger, F., Nixon, C.W., Eppenberger, M., Baker, J.R.: Ann. NY Acad. Sci. **138**, 14 (1966).
James, Th.N.: Congenital Deafness and cardiac Arrhythmias. Am. J. Cardiol. **19**, 627 (1967).
Kochsiek, K.: Klassifizierung der Kardiomyopathien. Zschr. Kardiol. Suppl. 2, S. 2. Darmstadt: Steinkopff 1975.
Kochsiek, K.: Klinik der Kardiomyopathien. In: Frommhold W. und P. Gerhardt: Erkrankungen des Herzmuskels. Stuttgart: Thieme 1976.
Kochsiek, K., Larbig, D., Harmjanz, D.: Die hypertrophische obstruktive Kardiomyopathie. Exp. Med., Path. u. Klinik, Bd. 35, Berlin-Heidelberg-New York: Springer 1971.
Letterer, E.: Allgemeine Pathologie. Stuttgart. Thieme 1959.
Mönckeberg, J.G.: Zur Genese des Tübinger Weinherzens. Zbl. Herz- und Gefäßkrankheiten **12**, 247 (1920).
Münzinger: Das Tübinger Herz. Ein Beitrag zur Lehre von der Überanstrengung des Herzens. Dtsch. Arch. f. klin. Med. **19**, 449 (1877).
Nasu, T.: Glycoprotein Degeneration of muscle fiber. Acta Pathologica Japonica **12**, 312 (1962).
Olsen, E.G.J.: Die Pathologie der primären Kardiomyopathien. Zschr. Kardiol. Suppl. 2, S. 1. Darmstadt: Steinkopff 1975.
Olsen, E.G.J.: Pathologie der „primären" Kardiomyopathien. Münchn. med. Wschr. **118**, 735 (1976).
Roberts, W.C., Ferrans, V.J.: Circ. Res (Suppl.) **34** u. **35**, 128 (1974).
Schmincke, A.: Über linksseitige muskulöse Conusstenosen. Dtsch. med. Wschr. **33**, 2082 (1907).
Streter, F.A.: Synthesis by fast muscle of myosin light chains. Nature. New Biology **241**, 17 (1973).
Van Noorden, S., Olsen, E.G.J., Pearse, A.G.E.: Hypertrophic obstructive cardiomyopathy, a histological, histochemical, and ultrastructural study of biopsy material. Cardiovascular Research **5**, 118 (1971).
Wada, A., Yoneda, H., Shibata, N., Inui, Y., Fushimi, H., Takemura, K., Onishi, S.: Tissue cultured Heart cells from the cardiomyopathic Hamster. J. Molecular and Cellular Cardiol. **8**, 619 (1976).

Sitzungsberichte

der
Heidelberger Akademie der Wissenschaften

Mathematisch-naturwissenschaftliche Klasse

Jahrgang 1976

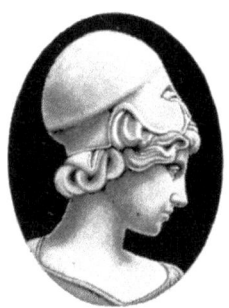

Springer-Verlag Berlin Heidelberg New York 1976

Das Werk ist urheberrechtlich geschützt. Die dadurch begründeten Rechte, insbesondere die der Übersetzung, des Nachdruckes, der Entnahme der Abbildungen, der Funksendung, der Wiedergabe auf photomechanischem oder ähnlichem Wege und der Speicherung in Datenverarbeitungsanlagen bleiben, auch bei nur auszugsweiser Verwertung, vorbehalten.

Bei Vervielfältigung für gewerbliche Zwecke ist gemäß § 54 UrhG eine Vergütung an den Verlag zu zahlen, deren Höhe mit dem Verlag zu vereinbaren ist.

© Springer-Verlag Berlin · Heidelberg 1976. — Die Wiedergabe von Gebrauchsnamen, Warenbezeichnungen usw. in diesem Werk berechtigt auch ohne besondere Kennzeichnung nicht zu der Annahme, daß solche Namen im Sinne der Warenzeichen- und Markenschutz-Gesetzgebung als frei zu betrachten wären und daher von jedermann benutzt werden dürften.

Universitätsdruckerei H. Stürtz AG, Würzburg

Inhalt

Jahrgang 1976

W. Bersch, W. Doerr: Reitende Gefäße des Herzens 1

H. Schipperges: Arabische Medizin im lateinischen Mittelalter . . 83

M. Steinhausen, G.A. Tanner: Microcirculation and Tubular Urine Flow in the Mammalian Kidney Cortex (in vivo Microscopy) . . 275

C.J. Hackett: Diagnostic Criteria of Syphilis, Yaws and Treponarid (Treponematoses) and of Some Other Diseases in Dry Bones . . . 337

Doerr et al.: Cardiomyopathie, idiopatische und erworbene, Formen und Ursachen 471

Supplementbände zu den Sitzungsberichten der Heidelberger Akademie der Wissenschaften, Mathematisch-naturwissenschaftliche Klasse
Veröffentlichungen aus der Forschungsstelle für Theoretische Pathologie

H. Hamperl: Robert Rössle in seinem letzten Lebensjahrzehnt (1946–1956) (Supplement 1/Jahrgang 1976)

W.-W. Höpker: Obduktionsgut des Pathologischen Institutes der Universität Heidelberg 1841–1972 (Supplement 2/Jahrgang 1976)

Sitzungsberichte der Heidelberger Akademie der Wissenschaften
Mathematisch-naturwissenschaftliche Klasse
Erschienene Jahrgänge

Inhalt des Jahrgangs 1966:
1. W. Rauh und I. Jäger-Zürn. Zur Kenntnis der Hydrostachyaceae. 1. Teil. DM 39.80.
2. M. R. Lemberg. Chemische Struktur und Reaktionsmechanismus der Cytochromoxydase (Atmungsferment). DM 12.00.
3. R. Berger. Differentiale höherer Ordnung und Körpererweiterungen bei Primzahlcharakteristik. (vergriffen).
4. E. Kauker. Die Tollwut in Mitteleuropa von 1953 bis 1966. (vergriffen).
5. Y. Reenpää. Axiomatische Darstellung des phänomenal-zentralnervösen Systems der sinnesphysiologischen Versuche Keidels und Mitarbeiter. DM 12.00.

Inhalt des Jahrgangs 1967/68:
1. E. Freitag. Modulformen zweiten Grades zum rationalen und Gaußschen Zahlkörper. (vergriffen).
2. H. Hirt. Der Differentialmodul eines lokalen Prinzipalrings über einem beliebigen Ring. (vergriffen).
3. H. E. Suess, H. D. Zeh und J. H. D. Jensen. Der Abbau schwerer Kerne bei hohen Temperaturen. DM 12.00.
4. H. Puchelt. Zur Geochemie des Bariums im exogenen Zyklus. (vergriffen).
5. W. Hückel. Die Entwicklung der Hypothese vom nichtklassischen Ion. DM 12.00.

Inhalt des Jahrgangs 1968:
1. A. Dinghas. Verzerrungssätze bei holomorphen Abbildungen von Hauptbereichen automorpher Gruppen mehrerer komplexer Veränderlicher in eine Kähler-Mannigfaltigkeit. DM 12.00.
2. R. Kiehl. Analytische Familien affinoider Algebren. DM 12.00.
3. R. Düren, G.-P. Raabe und Ch. Schlier. Genaue Potentialbestimmung aus Streumessungen: Alkali-Edelgas-Systeme. DM 12.00.
4. E. Rodenwaldt. Leon Battista Alberti — ein Hygieniker der Renaissance. DM 12.00.

Inhalt des Jahrgangs 1969/70:
1. N. Creutzburg und J. Papastamatiou. Die Ethia-Serie des südlichen Mittelkreta und ihre Ophiolithvorkommen. DM 25.60.
2. E. Jammers, M. Bielitz, I. Bender und W. Ebenhöh. Das Heidelberger Programm für die elektronische Datenverarbeitung in der musikwissenschaftlichen Byzantinistik. DM 12.00.
3. M. Knebusch. Grothendieck- und Wittringe von nichtausgearteten symmetrischen Bilinearformen. DM 23.—.
4. W. Rauh und K. Dittmar. Weitere Untersuchungen an Didiereaceen. 3. Teil. DM 44.20.
5. P. J. Beger. Über „Gurkörperchen" der menschlichen Lunge. DM 23.40.

Inhalt des Jahrgangs 1971:
1. E. Letterer. Morphologische Äquivalentbilder immunologischer Vorgänge im Organismus. (vergriffen).
2. J. Herzog und E. Kunz. Die Wertehalbgruppe eines lokalen Rings der Dimension 1. DM 19.50.
3. W. Maier. Aus dem Gebiet der Funktionalgleichungen. DM 12.00.
4. H. Hepp und H. Jensen. Klassische Feldtheorie der polarisierten Kathodenstrahlung und ihre Quantelung. DM 18.20.
5. H. Koppe und H. Jensen. Das Prinzip von d'Alembert in der Klassischen Mechanik und in der Quantentheorie. (vergriffen).
6. W. Doerr. Wandlungen der Krankheitsforschung. (vergriffen).
7. K. Hoppe. Über die spektrale Zerlegung der algebraischen Formen auf der Graßmann-Mannigfaltigkeit. DM 35.10.

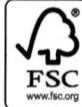
MIX
Papier aus verantwortungsvollen Quellen
Paper from responsible sources
FSC® C105338

If you have any concerns about our products,
you can contact us on
ProductSafety@springernature.com

In case Publisher is established outside the EU,
the EU authorized representative is:
**Springer Nature Customer Service Center GmbH
Europaplatz 3, 69115 Heidelberg, Germany**

Printed by Libri Plureos GmbH
in Hamburg, Germany